JN173497

鍼灸マッサージ師のための

英会話

An English Handbook for Acupuncturists and Massage Therapists

ハンドブック

ワイマン・ゴードン　大饗里香　著

医道の日本社
Ido-No-Nippon-Sha

はじめに

　私はイギリス人の父と日本人の母のもとで、両方の文化に触れながらイギリスで育ちました。日本語や日本文化をより深く学ぶために、1997年に来日しました。その後、日本鍼灸理療専門学校を卒業してからは、東京のエドワード鍼灸院で修行をさせていただくことになり、自分の治療院を開業した現在も勉強と臨床をさせていただいています。

　本書の元となった「月刊 医道の日本」の連載企画「鍼灸師のための英会話講座」は、医道の日本社から英会話についての企画を相談されたエドワード・オベイディ先生が、私に執筆を勧めてくださったことで開始されたものです。当時の私は鍼灸の経験と知識がまだ浅かったのですが、日本の鍼灸師の方に少しでも役に立てるように執筆を引き受けさせていただきました。

　連載は2011年1月号から2013年6月号までの2年半にわたり、鍼灸院で交わされるであろう会話をできるだけシミュレートし、患者さんとの会話に役立つフレーズを考えていきました。

　さらに今回、『鍼灸マッサージ師のための英会話ハンドブック』という1冊の本として生まれ変わるに当たり、大饗里香先生が質・量ともに徹底的に深く、充実したものにしてくださいました。その結果、第3章のフレーズ集には、治療院で想定されるおおかたの会話が網羅されました。あとは読者の方が暗記したり、具体的に必要なシーンでフレーズを選んで使っていただければ、臨床において外国人の患者さんとのコミュニケーションに困ることはなくなるはずです。

　鍼灸マッサージ師にとって何より大切なのは、ひたすら治療に打ち込むということだと思います。十分な治療をするために、治療以外のことになるべく煩わされたくないという思いは多くの治療家に共通するものではないでしょうか。もしもより多くの患者さんを診るうえで英語が壁になって十分に治療できないのであれば、ぜひ本書を活用していただければ幸いです。

　先日、私がお手伝いさせていただいている、東京のエドワード鍼灸院に、鍼灸学校を卒業したばかりという女性が治療を受けに来ました。彼女はこれから、客船に付属する治療院に勤務し、さまざまな国の人を治療するのだそうです。私の連載もずっと読んでいたとのこと。この本ができあがった今、船上での仕事に役立ててもらえるよう届けたいと思います。日本で外国人患者を治療したいという人だけでなく、海外に飛び出して鍼灸マッサージ師として活躍したいという人にも役立つ本になっていると思います。

　医道の日本誌での連載、および本書の作成に当たって多くの方にお世話になりましたが、とりわけエドワード先生には大いに教えを賜りました。医道の日本社編集部の山口智史さんと岩花京太朗さんにも感謝を申し上げます。

2017年9月吉日
ゴードン鍼灸院院長　ワイマン・ゴードン

日本国内を飛び出して海外で鍼灸師、マッサージ師として活躍している、またはこれから活躍したいと思っている日本人は年々増えている印象を受けます。一方で、日本を訪れる外国人旅行者や日本に居住する外国人も急増していて、外国人の患者さんが治療院に来るようになったという声もよく耳にするようになりました。

　欧米では、ある意味で日本よりも予防医学やセルフケアに対する意識が高く、補完・代替医療を利用する人が増えており、なかでも鍼灸はよく支持されています。現状ではTCM（Traditional Chinese Medicine:中国伝統医学）が中心ですが、今後、日本独自の鍼灸の存在を世界にアピールしていける、よい機会が到来しているとも言えます。

　そんななか、英語に苦手意識のある方がまだまだ多いのが日本の英語事情でしょう。学問として英語を学んだ私たちは一般的には中高6年間、あるいはもっと長い期間、文法やスペルをちょっと間違えただけで減点されるという経験を積んできています。そのためでしょうか、ちゃんと正しい文法通りに文章を組み立て、日本語をきっちり英単語に置き換えて話さなければならない、きちんと話せなければ恥ずかしいというプレッシャーを感じてしまいがちです。シャイで真面目な国民性が、英語修得に不利な影響を及ぼしているともよく言われます。

　しかし、実際は少々言葉が足りなくても、たどたどしくても、コミュニケーションは可能です。ましてや、私たち治療家は施術を通して患者さんと心を通わせることができるわけですから、少しの英語を身につければ十分コミュニケートは可能です。苦手意識の強い方は英語を学問ではなく、一つのコミュニケーションツールと捉えてみてはいかがでしょうか。また、言いたいことを英訳することばかりに気を取られる必要もありません。"Karaoke""Sushi"だけでなく、"Shiatsu"も十分に海外で浸透しています。同じように"Hari"（鍼）、"Kyu"（灸）や"Odaijini"（お大事に）など日本語をそのまま使うことで、日本語そのものを日本らしさという、外国人患者さんにとって新たな魅力を感じてもらえるかもしれません。

　今後さらに外国の方が日本独自の施術を受ける機会が増え、ますますそのすばらしさが世界に周知されることを期待せずにはいられません。翻って、日本人にも予防医学、セルフケア、補完・代替医療への意識が高まり、鍼灸、あん摩マッサージ指圧の重要性が再認識されていく相互効果をも期待しています。そして、そのための架け橋として英語を使ってみようという治療家が、本書を手にとってくだされば幸いです。

　本書を発刊するに当たりご助言いただいた先生方、編集の岩花京太朗さんはじめ医道の日本社のみなさまに心より感謝いたします。

2017年9月吉日
acu. place自由が丘　大饗里香

■本書は、教科書的に英語を初歩から学ぶのではなく、日常の臨床においてよく使用する言葉を英語で何と言うか、必要なものだけを抽出し、すぐに使えることを重視した実践的な参考書です。

■第3章・第4章で紹介されているフレーズや英単語は暗記するだけでなく、指差しで示しながら患者さんとコミュニケーションを取ることもできます。必要な単語をすばやく見つけたいときは、本書に記載されている英単語をできるだけ収録した索引を活用してください。

■第3章・第4章では、ネイティヴに近い発音をカタカナ化してルビを付しました。強く読むところ（アクセント）は太字に、弱く読むところ（無声音など）は丸カッコで表しています。習熟が必要な発音記号ではなく、あえてカタカナ発音とすることで、音読するだけですぐに患者さんに伝えることができます。

■第5章のFAQと各種治療法の説明文、第6章の施術同意書・問診票・保険についての説明文は、暗記して会話で使用しても構いませんが、そのままプリントして治療院の待合室に置いたり、患者さん用のリーフレットにしたり、ホームページに掲載したりと、文書として活用することをお勧めします。

もくじ

第1章
英会話のその前に

英語を勉強する前に、まずは異文化コミュニケーションの前提となる「文化の違い」について学びましょう！

　日本人の癖や習慣が外国の方の目にどう映るのか、また患者さんの国の習慣とはどんな風に違うのかを知っておくことは、施術をスムーズに進めるうえで役立ちます。加えて、施術者が文化や習慣の違いを理解していると、異国で施術を受ける患者さんの不安を軽減することにもつながるでしょう。治療院を訪れる外国人の出身国はさまざまですが、有用性が高いと思われる欧米の情報を中心にまとめました。

❶ ちょっと待って！　気をつけたい日本人の癖や習慣

　一般的に、日本人は「真面目」「器用」「誠実」「清潔」「秩序・協調性を大切にする」といったイメージを外国人から持たれているようです。しかし、日本人の癖や習慣のなかには、外国人には理解しがたいものや誤解を招くものもあるので注意しましょう。

鼻をすする

　鼻水が出たとき、鼻をかまずにすすってしのいでいることはありませんか。なかには人前で鼻をかむほうが恥ずかしいと感じる方も少なくないですよね。1〜2回ならいいのですが、何度もすすると欧米人はその音にかなり不快感を覚えるようです。

　逆に欧米人は、人前で鼻をかむことをあまり恥ずかしいとは思わないようです。紳士がポケットから出したハンカチでチーンと鼻をかむ姿をよく見ますが、私たち日本人には真似しにくいので、一旦退室して鼻をかんでしまうほうがよいかもしれません。

中指を使う

　だいぶ日本人にも浸透してきましたが、「中指を立てる」行為は欧米では屈辱的、また卑猥な意味と捉えられます。日本人は人や物を人差し指で指すことがむしろ失礼に当たると感じ、隣の長くて使いやすい中指をついつい使ってしまうことがありますが、これが、欧米人に対して失礼に当たる恐れがあります。物を指す場合は、ペンなどを使うのが無難かもしれません。

照れ笑い

　英語がうまく通じなくて、照れ笑いをしてしまうことってありますよね。日本人をよく知らない外国人には、ジョークを言ったつもりもないのに「笑われた」「馬鹿にされた」などと感じてしまう方もいるそうです。ついつい出てしまうものですが、一応念頭に入れておきましょう。

謝りすぎる

　日本語では謝っているわけではなく丁寧に対応する意味で「すみません」と何かにつけて言いますが、外国人のなかには **"sorry"** を連発されると「そんなに悪いことされたのかな？」と感じる方もいます。なぜなら、**"sorry"** は「すみません」よりも重い意味合いがあるためです。また、海外には、そもそもあまり謝らないという文化も多いです。

英語には敬語がないので、スラングなどを除けば、患者さんに対して割とフランクに話して大丈夫です。施術者と患者さんがお互い下の名前で呼び合うことも、欧米では珍しいことではありません。

はっきりものを言わない

私たち日本人にとっての美徳である奥ゆかしさが、トラブルの原因になる可能性もあります。外国では日本より物事をストレートに言ったり、要求に遠慮がなかったり、自己主張が強い方が多いですよね。外国の方とのトラブルを避けるためには、YES/NO をはっきりさせなければならないときがあります。

❷ 外国の習慣との違い

海外に行けば日本と習慣が異なることは知っていても、日本にいらした外国人がどのようなことで戸惑うのかはあまり気づかなかったりします。日本人が日本にいて外国の風習に合わせる必要はありませんが、どんなところに違いがあるのかを知っていれば患者さんが困っているときに対応がしやすいでしょう。

室内で靴を脱がない

海外では室内でも靴を脱がない国が多いので、日本に初めて来たら、どこが土足厳禁なのか分からないという人が少なくありません。また、トイレでは別のスリッパに履き替えることなどが分からないという方もいます。

単位の違い

使用する単位が特に日本と大きく違うのは、アメリカです。長さや距離は "**inch**"（インチ、**in.** と表示）、"**foot / feet**"（フット、複数ならフィート、**ft.** と表示）、"**mile**"（マイル）、重さは "**ounce**"（オンス、**oz.** と表示）、"**pound**"（パウンド、**lb.** と表示）など、日本では馴染みのない単位ばかりです。靴のサイズの単位も違います。

温度は摂氏（℃：セルシアス）ではなく華氏（℉：ファーレンハイト）なので、平均的な体温である 36 〜 37 度も "96.8 〜 98.6 degrees"（ディグリーズ）と変換されます。ちなみに視力を表す単位も違っていて、例えば1.0のことは "20/20"（トゥウェンティ・トゥウェンティ）と言います。

握手の習慣

一般的に、欧米人はビジネスの場でもスキンシップの習慣があります。治療の前後にあいさつとして、握手を求めてくる欧米人の患者さんもいるかもしれません。感謝の気持ちを伝えたかったり、親しくなるにつれハグを求めてくることもあるかもしれません。対応の仕方はそれぞれあると思いますが、求められても驚かず対応できるとよいですね。

宗教の戒律

　食事、医療に関する宗教の戒律を守っている方や、身体の特定部位を他人に見せたり、触れられたりすることが禁じられていたり、嫌う方もなかにはいらっしゃるかもしれませんので、柔軟に対応する必要があります。トラブルを避けるために、問診票に注意すべきこととして記入していただくのもよいでしょう。

プライバシーの感覚

　隣のベッドとカーテンのみで仕切られているような場所に、違和感や抵抗感を覚える外国人の方もいるかもしれません。なるべくプライバシーを保てるベッドへ案内したり、タオルのかけ方を工夫するなど、配慮できるところはしてあげるとよいでしょう。

東洋医学への理解や期待

　昨今、さまざまな国で東洋医学の人気が高まってきていることから、すでに母国で東洋医学の施術を受けているという外国人の方も多いです。当然ながらそういう方々は、日本とは違った治療のスタイルや治療院の雰囲気を経験していて、意外な期待や先入観を持っていることもあります。

　例えば欧米の鍼灸院などは障子や掛軸のあるオリエンタルなムードの治療院も多く、異文化の神秘的な雰囲気に惹かれて治療を受けているという方もいます。リラクゼーションを目的に鍼を受ける方も多くいますし、なかには鍼治療を受ける感覚を瞑想に例える方、「気のバランスを整えてもらいたい」という目的で来院する方もいます。何を施術に求めているのか、これまでどのような治療を受けたことがあるのかなど、質問をあらかじめ問診票に記載しておくと、患者さんが期待していることが明確になり、こちらも対応しやすくなります。第 6 章の問診票のつくり方（p.145 〜 149）を参考にしてください。

　また欧米では、鍼灸がストレスマネージメントなどのメンタルケア、不安障害やうつ病などの精神疾患にも効果があると知られています。特にアメリカ人はこういった疾患・症状についてオープンに話すことに抵抗がない方が多いですが、逆にアジア圏などでは触れることを嫌がる方々もいます。また、あまり東洋医学について知らない患者さんには、事前の詳しい説明が必要になるかもしれません。第 5 章の施術の説明のサンプル（p.133 〜 139）なども参考にしてください。

第2章
英語の発音について
知っておきたい
6つのポイント

外国人患者さんと心の通ったコミュニケーションを取るために、ネイティブのように英語を話す必要は全くありません。しかし、英語の発音は日本語の口の形、舌の位置、空気の出し方とかなり違っていて、せっかく英語を話しているのにちょっとした発音、アクセントの違いで通じないということも少なくありません。これはとてももったいないことです。そこで、この章では日本人には難しい発音、間違えやすい発音、イントネーションなどを「通じやすい音」に近づける方法を学んでいきましょう。よく知っている単語ほど思い込みから間違って覚えていることもあるので、特に注意しましょう。

① 本書のカタカナ表記について

本書では発音を分かりやすくするためにカタカナをつけていますが、より通じやすい、実際の音に近い表記の仕方をしています。例えば "**Do you have an appointment?**" を普通にカタカナにすると、"**ドゥー ユー ハブ アン アポイントメント？**" となりますが、本書では "**ドゥユーハヴェン アポイン（トゥッ）メンッ？**" と表記しています。

また、カタカナ表記に加えて（ ）や太字を使っています。カッコ内の音は「軽く息を漏らす程度で発音する」という意味で使用しています。例えば "**right**" は "**（ゥ）ライ（トゥッ）**" と表記してあります。"**r**" は初めに口を尖らせて、ごく小さく「**ゥ**」と発音するとより "**r**" らしくなります。単語の最後の "**t**" の発音は日本語の「**と**」ではなく、上下の歯の間から吐き出される空気の音だけで「**トゥッ**」と発音します。太字の箇所は、強く発音する箇所（アクセント）です。アクセントについて、詳しくはp.18の ⑤ を参考にしてください。

なお、イギリス英語とアメリカ英語で発音やアクセントの違いがある単語に関しては、アメリカ英語に近い表記を採用しています。

② 日本語には存在しない、区別の難しい音に注意！

英語には、日本人にとって区別の難しい音があります。厄介なことに、日本人には同じに聞こえてもネイティブには全く違う音に聞こえているので、混同してしまうと通じない場合があります。

例えば「右」「正しい」などを意味する "**right**" も、「光」「明るい」「軽い」などを意味する "**light**" も、日本語では同じ「ライト」となってしまいますが、ネイティブには全く違う発音に聞こえているのです。

発音し分けるコツは、口の形と舌の位置。ここでは日本語にない音をいくつか例に挙げて説明します。発音記号が分かる方は辞書も参考にしてください。また、インターネットで検索するなどしてネイティブの発音を聞いてみることや、実際に音を出して練習することをお勧めします。

"r"と"l"の違い

【例】

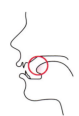

right （ゥ）ライ（トゥッ）
まず口を尖らして軽く「ゥ」を小さく発音してから、「ラ」を巻き舌で発音し、「イ（トゥッ）」が続く

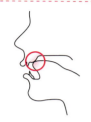

light　ライ（トゥッ）
しっかり口を横に広げて「ェ」を発音する口の形をつくり、舌先は上の歯の裏側に軽くつけてから"ラ"を発音し、「イ（トゥッ）」が続きます。

　同じ要領でrice（米、ご飯）とlice（シラミ）の違いも練習してみましょう。
　なお、最後の"t"（カタカナ表記で（トゥッ）の発音）は、日本語の「と」のように口を尖らさず、口を横に広げ、上下の歯の間は少しだけ開けます。舌を前歯の後ろ側の付け根につけた状態から下へ弾き、そのとき「ティ」の「イ」のない発音を、上下の歯の間から吐き出される空気の音だけで出します。

"v"と"b"の違い

【例】

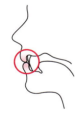

best　ベス（トゥッ）
「最もよい」という意味で、形容詞"good"の最上級です。ここでの"be"の発音は、日本語の「ベ」と同じです。

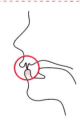

vest　ヴェス（トゥッ）
「衣類のベスト」「チョッキ」という意味の名詞です。"ve"の発音は、前歯で軽く下唇を噛んで「ヴェ」と発音します。

"s" と "sh" の違い

【例】

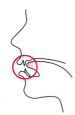

see スィー

「見る」という意味の動詞です。口を横にしっかりと広げたまま、軽く合わせた上の歯と下の歯の間から空気を漏らすように「**スー**」と発音し、その口のまま「**ィー**」と伸ばします。

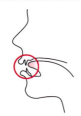

she シー

「彼女（は）」という意味の名詞です。「静かに」の合図である「**シー**」の発音とほぼ同じです。

"th" と "s" と "sh" の違い

【例】

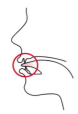

thin スィン

「薄い」という意味の形容詞です。舌先を軽く噛んで、「**スー**」と空気を漏らす音を出しながら「**ィン**」と発音します。

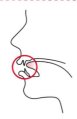

sin スィン

「罪」という意味の名詞です。口を横にしっかりと広げ、軽く合わせた上の歯と下の歯の間から空気を漏らすように「**スー**」と発音し、その口のまま「**ィン**」と伸ばします。

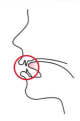

shin シン

「脛」という意味の名詞です。日本語で普通に「**しん**」と発音するのとほぼ同じです。

　"**thi**" も "**si**" もカタカナでは同じ「**スィ**」としか表現できないのですが、"**thi**" は舌先を軽く噛むことが発音のポイントになりますので、よく練習しましょう。

　なお、各語の末尾にある "**n**" の「**ン**」の発音は、日本語の「**ん**」とは異なり、唇を完全に閉じずに、「**ん**」と発音しましょう。

⑤ "f" と "h" の違い

【例】

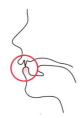

food　フー（ドゥッ）

「食べ物」という意味の名詞です。「フ」の発音は口を尖らさず、前歯で軽く下唇を噛んで「フー」っと空気を漏らす音を出してから、口を尖らせて「（ゥ）ー（ドゥッ）」とします。

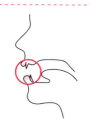

hood　フー（ドゥッ）

「（衣服についている帽子の）フード」「ずきん」という意味の名詞です。日本語で「ふー」と発音する音に似ているのですが、口を尖らせず、唇の力を緩めて口蓋の辺りから勢いよく息を吐き出すように「フー」と発音してから「（ゥ）ー（ドゥッ）」と続けます。

❸ 和製英語に注意！

　例えば、"**consent** カンセン（トゥッ）" という名詞があります。私たちは「コンセント」と聞くと、電気製品のプラグを差し込む「コンセント」を思い浮かべますが、実はこれは和製英語。英語で "consent" と言えば、「インフォームド・コンセント」のように「同意」という意味が一般的です。ちなみに、プラグの差し込み口は英語で "**outlet** アウッレッ（トゥッ）" と言います。

　こういった例は他にも多数あるので、調べてみましょう。思っていた以上に和製英語があることに気がつきます。

❹ 単語の語尾に注意！

　日本語は必ず最後が母音で終わるので、英単語の最後に "o" や "u" の音を加えてしまい、通じにくくしてしまうことがあります。❷でも例に挙げた "**best**" なら "best-o"（ベストォ）、"**bag**" なら "bag-gu"（バッグゥ）と発音してしまったり、"**wonderful**" は "wonderful-u"（ワンダフル）となってしまいがちです。

　子音で終わる英語特有の音はカタカナでの表現が難しいのですが、例えば "**wonderful**" は「**ワンダフォー**」と極端に発音してしまったほうが通じやすくなります。「発音を文字で覚える」のではなく、インターネットの辞書サイトなどでネイティブの発音を聞くなどして、「音を覚え、発音を真似る」練習をするのが上達の近道です。

❺ 意外な落とし穴「アクセント」に注意！

「発音も文法も合っているはずなのに通じない……」

それは単語ごとに決められたアクセントが間違っているから、ということがあります。アクセントとは「どこを強調して発音するか」を表していて、英語を話すうえで意外と大切な要素です。

日本語はフラットに発音する単語が多いので習慣的に分かりにくいですが、そんなときは伸ばして発音する部分と考えるといいでしょう。例えば "**calendar**"「カレンダー」は日本語だと「レ」にアクセントがありますが、英語では「カ」の部分にアクセントがあり「キャ」と発音するので、「キャーレンダー」という発音に近くなります。辞書では発音記号の上についた「`」（アクセント記号）で示されていますが、本書では「**キャ**レンダー」のように太字で表記しています。

❻ そして、何より恥ずかしがらずに元気よく！

日本語は口ごもっても割と通じる言語ですが、英語は口や舌を大きく動かしたり、たくさん息を吐いて発音しないと伝わりにくい言語だという特徴があります。特に恥ずかしがって、もごもご話してしまうと通じない原因になってしまうのです。初めは少々大げさかなと思うくらい口を大きく動かし、発音やアクセントを大げさに練習することをお勧めします。

外国人を目の前にして緊張してしまったり、英語がスムーズに出てこないことを恥ずかしく思ってしまったりする心情はとてもよく分かります。けれども、母国語でない言葉を話しているのだから、間違えたり通じないことがあるのは当たり前！　どっしり構えましょう。英単語が出てこなくてもジェスチャーでカバーできますし、相手の目を見て誠意を持って語りかければ、大切なことは案外伝わるものです。外国人の患者さんと心を通わせるには発音や語彙力よりも、このような姿勢でいることが一番大切と言えるでしょう。

第3章
治療院でそのまま使える！ 実践フレーズ320

受付から患者さんにお帰りいただくまでの流れ、施術法、施術前後の説明、もしものときの対応など、日常の臨床で想定されるシチュエーションに対してそのまま使えるシンプルな英語のフレーズを集めました。

Challenge!! は、少し長めの文章ややや難しい単語や文法使ったフレーズで、英語に慣れてきたら覚えてみましょう。

Useful は、文章の一節の語句に入れ替えることで、いろいろな場面で使うことができる便利なフレーズ。入れ替え語句と併せて覚えましょう。

Attention!! は、フレーズを使用する際に注意してほしい点を示します。

Situation ① 受付

Lesson 1-1 初めての患者さんが来院されたとき

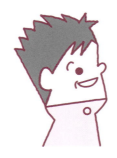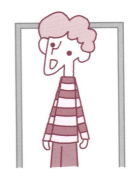

Can I help you?
キャ**ナイ**　ヘ(ルプ)**ユー**？　？

How can I help you?
ハゥキャ**ナイ**　ヘ(ルプ)**ユー**？

いかがいたしましょうか？

> 一般的なお店で使われる「いらっしゃいませ」と同じフレーズになりますが、初めて顔を見る患者さんが来院したときのあいさつとして使えるフレーズです。

Is this your first visit?　　/　Do you have an appointment?
イ(ズ)**ディ**(ス)　ヨァ**ファー**(ストゥッ)　ヴィ**ズィ**ッ？　　ドゥ**ユー**ハヴェン　ア**ポイ**ン(トゥッ)メンッ？

本日初めてのご来院ですか？　　ご予約いただいていますか？

> 治療院の予約は"appointment"を使います。他にも病院や美容院など「人との時間」の予約などに使えます。"reservation（ゥ)リザ**ヴェ**イション"も予約を意味しますが、こちらはホテルの部屋やレストランのテーブルなど「場所の予約」をするときに使います。

You must be Mr. Johnson.
ユー**マッ**スビー　ミスター**ジョ**ンスン.

ジョンソンさんですね。

> すでにご予約いただいていて、来ることが分かっていた患者さんの場合です。男性は"Mr. ミスター"、女性の場合は明らかに既婚者であれば、"Mrs. ミセス"を使って呼ぶのがフォーマル。また未成年など、結婚していないことが分かっていれば"Miss ミス"。分からない場合や離婚している場合などは"Ms. ミズ"を使いましょう。

Would you like to have an acupuncture treatment today?

ウジュ　ライ(ク)トゥー　ハヴェン　**ア**キュパンッ(ク)チャー　トゥ**リー**(トゥッ)メンッ トゥ**デ**イ？

本日は鍼灸治療を受けられますか？

> "**Would you like to 〜？ ウジュ**ライ(ク)**トゥー**〜？" は、「〜しますか？」という問いかけを極めて丁寧に聞くときに使います。

May I have your name?

メ**ア**イハ(ヴ)　ヨァ**ネ**イ(ム)　？

お名前をいただけますか？

> "**What is your name? ワッ**イ(ズ)　ヨァ**ネ**イ(ム)　？" は、割とカジュアルな聞き方なので、新しい患者さんには "**May I 〜？**" を使った丁寧な表現を使うようにしましょう。

Lesson 1-2 　再来院の患者さんがいらしたとき

Good morning.

グッ**モ**ーニンッ.

（午前中なら）おはようございます。

Good afternoon.

グッア(フ)タ**ヌ**ーン.

（お昼を過ぎたら）こんにちは。

Good evening.

グッ**イ**ー(ヴ)ニンッ.

（夜になったら）こんばんは。

Hello.

ハロー.

（どんな時間帯でも使える）こんにちは。

Hi.

ハーィ.

（よりフレンドリーな）こんにちは。

> 英語もあいさつはいろいろありますが、患者さんの来院時のあいさつは時間や親しさに応じて変えましょう。"**Hello, Mr. Brown.**" のように、あいさつの後に名前を言うと、よりおもてなし度が高くなります。

How are you?

ハゥアー**ユ**ー？　または　ハゥ**ア**ーユー？

調子はいかがですか？

> "**How are you?**" と反対に聞かれたら、"**Great** グ(ゥ)**レ**イッ（すごくよい）／ **Good** グ**ゥ**ー(ドゥッ)（よい）／ **Ok オ**ゥケイ（まあまあ）. **Thank you!**" と答えましょう。

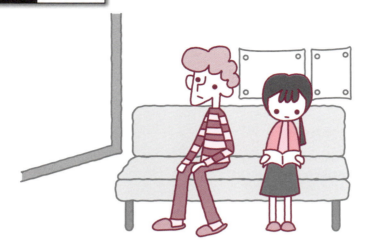

Please take off your shoes here and put on these slippers.

ブリー（ズ）　テイカフ　ヨァ**シュー**（ズ）ヒァ　エンッ　**ブッオン**ディー（ズ）　スリッパー（ズ）？

ここで**靴**を脱いで、こちらのスリッパに**履**き替えてください。

Attention!!

外国の方にとっては、日本ではどこで靴を脱いだらいいのか分からないこともあるので、初来院時に説明しましょう。"**please**"を使えば、とてもシンプルにお願いできます。ただし、"**please**"を強調しすぎると「お願いだから！」といった意味になってしまうので注意。

Useful

患者さんに何かをお願いする場合、"**please**"の他にも以下の表現があります。いずれもより丁寧なニュアンスなので、使ってみてください。

- **Would you（動詞）～ ？　（～してくださいますか？）**

それを行う「意思」があるかどうかを問う意味合いで使われます。"**you**"の後、または文の最後に"**please**"をつけるとさらに丁寧になります。

【例】**Would you（please）follow me?**　　私に後に続いてくださいますか？
ウジュ（ブリー[ズ]）**フォローミー**？

- **Could you（動詞）～ ？　（～してくださいますか？）**

「物理的・能力的に」できるかどうかを問う意味合いで使われます。

【例】**Could you say that again?**　もう一度言っていただけますか？
クジュ　セイ**ダッ**アゲン？

- **Can you（動詞）～ ？　（～できる？、～してくれる？）**

砕けた言い方にしたい場合に使えます。主に用いられるのは、親しい間柄においてです。

【例】**Can you open the door, please?**　ドアを開けてくれる？
キャ**ニュー**　**オ**ウブン　ダ**ド**ァ，ブリー（ズ）？

Please have a seat and wait until we call your name.

プリー（ズ）　ハヴァスィー（トゥッ）　エンッ　**ウェイッ**　アンティ（ル）　**ウィーコー**（ル）　ヨァ**ネイ**（ム）？

お名前を呼ぶまで、お座りになってお待ちください。

Would you like to use the restroom first?

ウジュライ（ク）トゥー　ユー（ズ）ダ　（ゥ）**レス**（トゥッ）**ルー**（ム）　**ファース**（トゥッ）？

先にお手洗いをご使用になりますか？

> お手洗いは "restroom" と言います。イギリスでは "toilet **トイレッ**（トゥッ）" と言うこともありますが、アメリカにおける "toilet" は便器の意味合いが強いので、"restroom" のほうが無難でしょう。カナダでは "washroom **ワッシュ（ゥ）ルーム**" という言葉も使われます。なお、"bathroom **バース（ゥ）ルー**（ム）" は、「家のトイレ」を指すときによく使われます。

Would you like some tea or water?

ウジュライ（ク）　サ（ム）**ティー**　オァ　**ワーター**？

お茶かお水はいかがですか？

Thank you for waiting.

センキューフォー　**ウェ**イティンッ.

お待たせいたしました。

第3章　治療院でそのまま使える！ 実践フレーズ320

Challenge!!

- **I will be with you in a moment.**　少々お待ちください。

  アイウィ（ル）ビー　**ウィ**（ズ）ユー　イナ　**モー**メン.

  　スタッフが院長一人しかいない治療院ではこの言い方でOKですが、受付や助手などが「鍼灸師が来るまで、患者さんにお待ちいただく」ように伝えたい場合は "○○ **sensei**（または **Mr. / Ms.** ○○) **will be with you in a moment.** ○○センセイ（ミスター / ミー[ズ] ○○）ウィ（ル）ビー　**ウィ**（ズ）ユー　イナ　**モー**メン." となります。

- **We are sorry to keep you waiting.**

  ウィーアー　**ソー**（ゥ）リー　トゥー**キー**（プ）ユー　**ウェ**イティンッ.

  お待たせしていて申し訳ありません。

  We are running a little behind schedule.

  ウィーアー　（ゥ）**ラン**ニンッ　アリトー　ビ**ハイ**ン　スケジュー.

  ご予約時間より少し遅れてのご案内になっています。

  We are sorry we kept you waiting.

  ウィーアーソー（ゥ）リー　ウィー　**ケプ**チュー　**ウェ**イティンッ.

  お待たせして申し訳ありませんでした。

Attention!!

治療院で働いている人が複数いる場合は、主語や所有格が "**we**" や "**our**" となり、一人しかいない治療院の場合は "**I**" や "**my**" になります。

Please fill out this form first.

ブリー(ズ)　フィ**ラ**ウッ　**ディ**(ス)**フォ**ー(ム)　ファー(ストゥッ) .

まず、この書類にご記入いただけますか？

> 書類が複数ある場合は、"**this form**" の代わりに、
> "**these forms ディ**ー(ズ)　**フォ**ー(ムス)" となります。

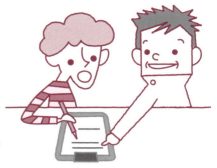

Please let us know when you finish.

ブリー(ズ)　**レ**ッアス　**ノ**ゥ　ウェ**ニュ**ー　**フィ**ニッシュ .

終わりましたら、お知らせください。

Situation ② 　電話の対応

Hello. This is ○○ Acupuncture Clinic.

ハロー .　**ディ**(ス)**イ**(ズ)　○○**ア**キュパンッ(ク)**チャ**ー　ク**リ**ニッ(ク) .

はい、こちらは○○鍼灸治療院です。

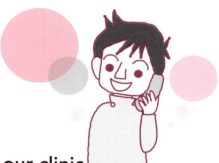

Have you been to our clinic before?

ハ(ヴ)**ユ**ー　ビーントゥー　アワ ク**リ**ニッ(ク)　ビ**フォ**ァ？

当院にいらしたことはありますか？

You need to make an appointment at our clinic.

ユー**ニ**ートゥー　メイケン　ア**ポ**イン(トゥッ)メンツ　アッ**ア**ワー　ク**リ**ニッ(ク) .

当院は予約制となっています。

You don't need an appointment at our clinic.

ユー**ド**ンッ　**ニ**ーデン　ア**ポ**イン(トゥッ)メンツ　アッ**ア**ワー　ク**リ**ニッ(ク) .

当院では予約は必要ありません。

You can come in anytime during office hours.

ユー**キャ**ン　カミン　**エ**ニー**タ**イ(ム)　ドゥー(ゥ)リン　**オ**フィ(ス)**ア**ワー(ズ) .

診療時間内でしたら、いつでもいらしていただけます。

> 診療時間を伝えるフレーズ(Lesson 2-3 p.26)と合せて使いましょう。

Lesson 2-2 電話で予約を取る

Would you like to make an appointment?

ウジュライ（ク）トゥー　メイケン　アポイン（トゥッ）メンッ？

予約をお取りいたしますか？

Which day is good for you?

ウィッチデイ　イ（ズ）グッ　フォァユー？

どの日がよろしいですか？

▌"Which day" を "What time　ワッタイ（ム）" とすることで「何時」と時間を問うことができます。

Let me check for you.

レッミー　チェッ（ク）　フォァユー.

お調べしますね。

Hold one moment, please.

ホー（ルドゥッ）　ワンモーメンッ　プリー（ズ）.

少々お待ちください。

Challenge!!

• **Can I put you on hold?**
  キャナイ　プッチュー　オンホー（ルドゥッ）？
  少々お待ちいただけますか？

• **We can schedule an appointment for you today at 4 p.m.**
  ウィーキャン　スケジュー　エンアポイン（トゥッ）メンッ　フォァユー　トゥデイ　アッフォァピーエ（ム）.
  本日は午後4時でしたらご予約いただけます。

▌英語では午後4時を16時（16 O'clock）とは言わず、"4 p.m. フォァ　ピーエ（ム）" と言います。
▌"4 o'clock in the afternoon フォァ　オクロッ（ク）　インディ　アフタヌーン" でもよいです。

• **How about 2:00 p.m. on Thursday, June 7th?**
  ハゥアバウット　トゥーピーエ（ム）　オンサー（ス）デイ　ジューン　セ（ヴ）ン（ス）？
  6月7日木曜日の午後2時はいかがですか？

• **We have an opening at 2:00 p.m. on Thursday, June 7th.**
  ウィーハ（ヴ）　エンオープニンッ　アットゥーピーエ（ム）　オンサー（ス）デイ　ジューン　セ（ヴ）ン（ス）.
  6月7日木曜日の午後2時に空きがあります。

- **I'm sorry, we don't have any openings that day.**
  アイ(ム)　**ソ**ー(ゥ)リー、ウィードンッハ(ヴ)　エニー**オ**ープニンッ(グス)　ダッデイ.
  すみませんが、その日は空きがありません。

- **We are fully booked at that time.**
  ウィーアー　**フ**ーリー　ブッ(クドゥッ)　アッダッタイ(ム).
  そのお時間は予約が埋まっております。

- **We will call you if there are any cancelations.**
  ウィーウィ(ル)　**コ**ー(ル)ユー　イフ**デ**ァアー　**エ**ニー　キャンセ**レ**イション(ズ).
  キャンセルが出たらお電話いたします。

  May I have your phone number?
  メ**ア**イハ(ヴ)　ヨァ**フォ**ゥン　ナンバー？
  お電話番号をいただけますか？

  | home phone number　固定電話
  | cell phone (mobile phone) number　携帯電話

Lesson 2-3　診療時間の案内

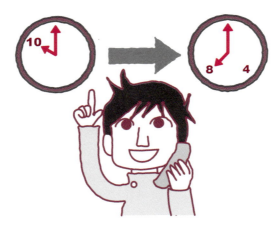

Our clinic is open Monday to Friday from 10 a.m. to 8 p.m., and Saturday from 10 a.m. to 4 p.m.

アワク**リ**ニッ(ク)　イ(ズ)**オ**ウペン　マンデイ　トゥーフ**ラ**イデイ　フロ(ム)　**テ**ンエイエ(ム)　トゥー**エ**イッピーエ(ム)、エンッ　**サ**トゥデー　フロ(ム)　**テ**ンエイエ(ム)　トゥー**フォ**ァピーエ(ム).

当院の診療時間は、月曜日から金曜日までは午前10時～午後8時まで、土曜日が午前10時～午後4時までです。

Our clinic is closed on Sundays and national holidays.

アワク**リ**ニッ(ク)　イ(ズ)ク**ロ**ウ(ズドゥッ)　オン**サ**ンデイ(ズ)　エンッ　**ナ**ショノー**ホ**リデイ(ズ).

当院は日曜、祝日が休診日です。

Challenge!!

- **Same-day and after-hours appointments are also available.**
  セイ(ム)デイ　エンッ　ア(フ)ターアワー(ズ)　アポイン(トゥッ)メンツ　アーオゥソー　アヴェイラボー．
  当日予約や時間外予約も承ります。

- **The treatment takes about an hour.**
  ダトゥリー(トゥッ)メンツ　テイ(クス)　アバウッ　エンアワー．
  施術時間は約60分です。

- **You can expect your initial visit to last about 90 minutes.**
  Follow-up visits will last about an hour.
  ユーキャン　エ(クス)ペ(クトゥッ)　ヨァ　イニショー　ヴィズィッ　トゥー　ラースタバウッ　ナインティミニッツ．
  フォローアッ(プ)　ヴィズィッツ　ウィ(ル)　ラースタバウッ　エンアワー．
  初診の施術時間は約90分で、再診以降は約60分です。

Lesson 2-4 治療代やキャンセルポリシーについて

The initial treatment is 6,000 yen, and follow-up visits are 4,000 yen.
ディイニショー　トゥリー(トゥッ)メンツ　イ(ズ)　スィッ(クス)サウザン　イェン，エンッ　フォローアッ(プ)　ヴィズィッツ
アーフォァサウザン　イェン．

治療代は初診料が6,000円で、2回目から4,000円となります。

You can pay after the treatment.
ユーキャンペイ　ア(フ)ターダ　トゥリー(トゥッ)メンッ．

治療費は治療終了後にお支払いください。

We ask for payment in advance at our clinic.
ウィーアー(スク)　フォァペイメンツ　インアドゥヴァン(ス)　アッ　アワークリニッ(ク)．

当院では前払いをお願いしています。

Challenge!!

If you need to cancel or reschedule your appointment,
please give us at least 24-hours notice.
イフ　ユーニートゥー　キャンソー　オァ　(ゥ)リスケジュー　ヨァアポイン(トゥッ)メンツ，
プリー(ズ)　ギヴァス　アッリース(トゥッ)　トゥウェンティフォーアワー　ノゥティ(ス)．
予約をキャンセルまたは変更する場合は、24時間前までにご連絡ください。

Lesson 2-5 道案内

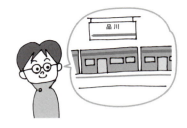

Do you know where we are located?

ドゥ**ユー**ノゥ　**ウェ**ア　**ウィ**ーアー　**ロ**ウケイテッ(ドゥッ)？

当院の場所は分かりますか？

The clinic is a 5-minute walk from the South Exit of ○○ Station.

ダ　クリニッ(ク)　イ(ズ)　ァ　**ファ**イ(ヴ)ミニッ**ウォ**ー(ク)　フロ(ム)ダ　**サ**ウ(ス)**エ**(ク)ズィッ　オ(ヴ)　○○　**ス**テイション.

当院は○○駅の南口から歩いて5分の所にあります。

Challenge!!

The clinic is on the 3rd floor of a building that has a book store on the street level.

ダ　クリニッ(ク)　イ(ズ)オンダ　**サ**ー(ドゥッ)フロア　オヴァ**ビ**(ル)ディンッ　**ダ**ッハ(ズ)　アブッ(ク)**ス**トア　オン　ダストゥ**リ**ーッ**レ**ヴォー.

当院は、1階に本屋があるビルの3階にあります。

Lesson 2-6 出張治療について

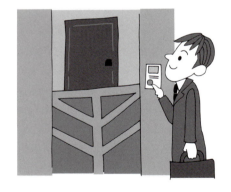

We make house calls.

ウィー　メイ(ク)　**ハ**ウ(ス)コー(ルズ).

出張治療も行っています。

Sorry, we don't make house calls.

ソー(ゥ)リー,　ウィー**ド**ンッ　メイ(ク)　**ハ**ウ(ス)コー(ルズ).

申し訳ありませんが、出張治療はしていません。

Challenge!!

House calls are available to places that are within 20 minutes of the clinic.

ハウ(ス)コー(ルズ)　アーア**ヴェ**イラボー　トゥー**プレ**イスィ(ス)　**ダ**ッアーウィ**ズ**ィン　トゥ**ェ**ンティ**ミ**ニッ(ツ)　オ(ヴ)ダクリニッ(ク).

当院から20分以内の場所なら出張治療もいたします。

Lesson 2-7 ホームページの案内

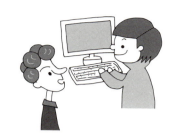

You can find more details about our clinic in English on our website.

ユーキャン ファイン(ドゥッ) モァディーテイ(ルス) アバウッ アワクリニッ(ク) イニングリッシュ オンアワ ウェ(ブ)サイッ(トゥッ) .

ホームページに詳しい英語の説明があります。

Our website address is www.(dot)****.(dot)jp.

アワ ウェ(ブ)サイッ アドゥレ(ス) イ(ズ) ダブリュダブリュダブリュ ドッ **** ドッ ジェイピー .

ホームページのアドレスは "www.****.jp" です。

Challenge!!

You can make an appointment by sending an e-mail to the address on the website.

ユーキャン メイケン アポイン(トゥッ)メンツ バイセンディンッ(グ) エニーメイ(ル) トゥーディアドゥレ(ス) オンダ ウェ(ブ)サイッ(トゥッ) .

ホームページにあるメールアドレスからご予約いただけます。

┃ "by sending an e-mail to the address" を "by using the online form バイ ユーズィンッ (グ) ディオンライン フォー(ム)" 「オンラインフォームから」と言い換えることができます。

Situation 3 新しい患者さんとの治療前のやりとり

Lesson 3-1 入室時のあいさつ

Please come in.

プリー(ズ) カミンッ .

どうぞお入りください。

Please come this way.

プリー(ズ) カ(ム) ディ(ス)ウェイ .

こちらのほうにどうぞ。

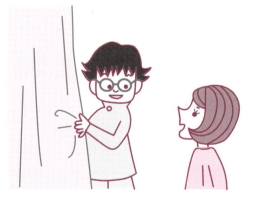

Hello. I am Taro Yamada. I am a licensed acupuncturist.

ハロー . アイア(ム) タロー ヤマダ . アイア(ム) アライセン(スドゥッ) アキュパンッ(ク)チャ(ゥ)リ(ストゥッ) .

こんにちは、鍼灸師のヤマダタロウです。

┃ 慣れてきたら、"I am アイア(ム)" は "I'm アイ(ム)" と発音しましょう。同様に "We are ウィー アー" は "We're ウィァー"、"I will アイウィ(ル)" は "I'll アイ(ル)" となります。

You can call me Taro.

ユーキャン コー(ル)ミー タロー.

タロウと呼んでください。

Lesson 3-2 患者さんの名前の呼び方

Your name is Ms. Jones.

ヨァネイ(ム)イ(ズ) ミー(ズ)ジョウン(ズ).

(問診表を見ながら) お名前はミズ・ジョーンズですね。

How do you pronounce your name?

ハゥドゥーユー ブ(ゥ)ロナウン(ス) ヨァネイ(ム)?

お名前はなんと発音しますか？

How should I address you?

ハゥシュダイ アドゥレ(ス)ユー?

お名前は何とお呼びしたらよろしいですか？

Can I call you Emily?

キャナイ コー(ル)ユー エミリー?

エミリーとお呼びしてよろしいですか？

Lesson 3-3 言語について

How much Japanese do you understand?

ハゥマッチ ジャパニー(ズ) ドゥユー アンダースタンッ?

日本語はどのくらい分かりますか？

My English is not very good.

マイ イン(グ)リッシュ イ(ズ)ナッ ヴェリーグーッ.

英語はあまり話せません。

Can you please speak slowly?

キャニュー ブリー(ズ) スピー(ク) スロウリー?

ゆっくり話していただいてよろしいですか？

Can you repeat that?　/　Can you say that again?
キャニュー　（ゥ）リピー　ダッ？　　　　キャニュー　セイダッ　アゲン？

もう一度言ってもらえますか？

Can you write it down（on this paper）？
キャニュー　（ゥ）ライッティッ　ダウン　（オンディス　ペイパー）？

（この紙に）書いてもらえますか？

Lesson 3-4　患者さんの日本滞在についての質問

Are you on holiday or business?
アーユーオン　ホリデイ　オァビズィネ（ス）？

観光でいらしたのですか、お仕事ですか？

What brought you to Japan?
ワッ　ブロウチュー　トゥージャパン？

日本には何をしにいらしたのですか？

How long is your stay in Japan?
ハゥローンッ　イ（ズ）ヨァステイ　インジャパン？

日本の滞在はどのくらいの期間ですか？

How long have you been in Japan?
ハゥローンッ　ハ（ヴ）ユービーン　インジャパン？

来日してどのくらいですか？

How much longer are you staying in Japan?
ハゥマッチロンガー　アーユーステインッ　インジャパン？

あとどのくらい日本に滞在するのですか？

Where have you visited in Japan so far?
ウェア　ハ（ヴ）ユー　ヴィズィッティッ　インジャパン　ソーファー？

日本ではどこに行かれましたか？

What is your travel plan after this?
ワッイ（ズ）　ヨァトラヴェルプラン　ア（フ）ターディ（ス）？

この後の旅行の予定は何ですか？

Do you have jetlag?

ドゥ**ユー**ハ（ヴ）　**ジェ**ッ**ラ**ッ（グッ）？

時差ぼけはありますか？

Lesson 3-5 誘導・着替え

Please change into this gown.

ブリー（ズ）　**チェ**イン（ジ）　イントゥー　**ディ**（ス）**ガ**ウン．

この患者着に着替えていただけますか？

Please put your bag and clothes in this basket.

ブリー（ズ）　**プ**ッチョア　**バ**ッ（グ）　エンッ　**クロー**（ズ）　インディ（ス）　**バー**（ス）ケッ．

洋服とバッグは、このバスケットにお入れください。

You can keep your underwear on.

ユーキャン　**キー**プヨァ　**アンダー**ウェア　**オ**ン．

下着は着けたままで大丈夫です。

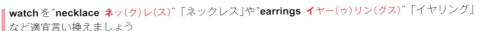

Please take off your watch.

ブリー（ズ）　**テイコ**（フ）ヨァ　**ワッ**チ．

時計は外してください。

> watch を "necklace **ネ**ッ（ク）**レ**（ス）"「ネックレス」や "earrings **イヤー**（ゥ）**リン**（グス）"「イヤリング」
> など適宜言い換えましょう

Take your socks off, too.

テイ（ク）ヨァ　**ソ**ッ（クス）オ（フ）　**トゥー**．

靴下も脱いでください。

Let me know when you are ready.

レッ**ミー**ノゥ　ウェン**ユー**アー　（ゥ）**レ**ディー．

準備ができたら、お知らせください。

Lesson 3-6 治療の段取りについての説明

Mr. / Ms. ○○（Sensei）will come shortly.

ミスター / **ミー**（ズ）　○○（センセイ）ウィ（ル）　**カ**（ム）　**ショー**ッ**リー**．

○○先生はもう少しで参ります。

Please wait a moment.

プリー（ズ）　**ウェ**イタ　**モー**メンッ.

少々お待ちください。

After the consultation,
I will perform a physical exam.

ア（フ）ターダ　カンソー**テ**イション,
アイウィ（ル）　パ**フォー**マ　**フ**ィズィコー　エ（ク）**ザー**（ム）.

問診の後、検査をします。

> **exam** は "examination　エ（ク）**ザー**ミ**ネ**イション" の短縮形（口語）です。

After the physical exam, I will begin the treatment.

ア（フ）ターダ　**フ**ィズィコーエク**ザー**（ム）,　**ア**イウィ（ル）　ビ**ギ**ンダ　トゥ**リー**（トゥッ）メンッ.

検査の後、施術に入ります。

The whole treatment will take about one hour.

ダ**ホー**（ル）　トゥ**リー**（トゥッ）メンッ　ウィ（ル）**テ**イカバウッ　**ワ**ンアワー.

施術は全体で 1 時間ほどかかります。

Lesson 3-7 治療室での指示

Please lie face up.

プリーズ　ライ　フェイ（ス）**アッ**（プ）.

Please lie on your back.

プリーズ　ライ　オンヨァ**バッ**（ク）.

仰向けになっていただけますか？

うつ伏せ	**lie face down**
	ライ　**フェ**イ（ス）**ダ**ウン
	lie on your stomach
	ライ　オンヨァ　**ス**トマッ（ク）
横向き（右を下）	**lie on you right side**
	ライ　オンヨァ　（ゥ）**ラ**イッサイ（ドゥッ）
横向き（左を下）	**lie on your left side**
	ライ　オンヨァ　**レ**フ（トゥッ）サイ（ドゥッ）

また、英語で「治療ベッド」は、"**bed** ベッ―（ドゥッ）" よりも "**treatment table** トゥ**リー**（トゥッ）メンッ **テ**イボー" や "**massage table** マッ**サー**（ジ）　**テ**イボー" と呼ぶほうが一般的です。

Is everything OK?
イ（ズ）　エ（ヴ）リスィン　オゥケイ？

大丈夫ですか？

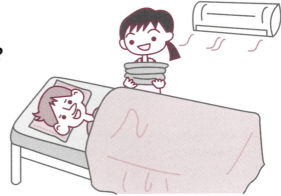

How is the room temperature?
ハゥイ（ズ）　ダ（ゥ）ルー（ム）　テン（プ）レチャー？

部屋の温度はいかがですか？

Are you warm enough ?
アーユー　ウォー（ム）　イナッ（フ）？

暖かさは十分ですか？

Let me know if you feel too cold or too hot.
レッミーノゥ　イフ　ユーフィー（ル）　トゥーコー（ルドゥッ）　オァ　トゥーハッ（トゥッ）.

寒すぎたり、暑すぎたりしたら言ってください。'

Would you like an extra towel?
ウジュ　ライ（ク）　エンエ（クス）トゥラ　ターウォー（ル）？

もう1枚タオルをかけましょうか？

▌"towel" を "blanket ブランケッ" 「ブランケット」としてもOKです。

Are you comfortable ?
アーユー　カン（フォ）タボー？

寝心地はよろしいですか？

How is the height of the pillow ?
ハゥイ（ズ）　ダハイ（トゥッ）　オ（ヴ）ダピロウ？

枕の高さはいかがですか？

Please take your glasses off during the treatment. You can put your glasses here.
プリー（ズ）　テイ（ク）ヨァ　グラースィ（ス）オ（フ）　ドゥーリンッダ　トゥリー（トゥッ）メンッ.
ユーキャン　プッチョア　グラースィ（ス）　ヒァ.

施術中はメガネを取って、こちらに置いてください。

他にも、女性のヘアアクセサリーなどをお預かりするときに使える単語として、下記のものがあります。

barrette ベ(ゥ)**レッ**(トゥッ) 髪留め
hair tie **ヘアータイ** 髪をまとめるゴム輪
scrunchie ス(ク)(ゥ)**ランチー** シュシュ
hair band **ヘアー バーン**(ドゥッ) ヘアーバンド・カチューシャ

Situation ④ 問診

　主訴や既往歴については、基本的に予診票にできるだけの情報を記入していただき、足りない部分を口頭で聞くことをお勧めします。

Lesson 4-1 主訴

I understand that your main concern is ○○ .
アイ　アンダース**タン**　ダッヨァ　**メイン**カン**サーン**イ(ズ)　○○.

（問診票を見ながら）一番気になっているのは○○ですね。

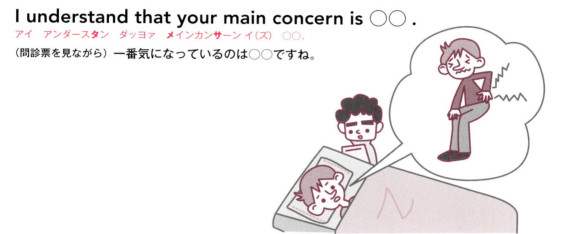

Challenge!!

• **What is your main complaint today ?**
　ワッイ(ズ)　ヨァ**メイン**　カン(ブ)**レイン**　トゥデイ？
　（問診票に記載がなく口頭で聞かなければならないとき）今日の主な症状は何ですか？

• **What is the main problem you would like us to help you with today ?**
　ワッイズダ メイン ブ(ゥ)**ロ**(ブ)レ(ム)　**ユーウッ**(ドゥッ)　**ライ**(ク)ア(ス)トゥー　**ヘ**(ルプ)ユー**ウィ**(ズ) トゥデイ？
　今日一番治療してもらいたいお悩みは何ですか？

• **I would like to ask you some questions about your condition first.**
　アイッドゥ　**ライ**(ク)トゥー　**アー**(スク)ユー　サ(ム)クエ(ス)チョン　アバ**ゥ**ヨァ　カン**ディ**ション　**ファー**(ストゥッ)．
　お体の状態について、いくつか質問をさせてください。

35

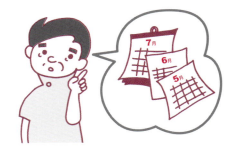

When did the problem begin?
ウェン　ディッダッ　プ（ゥ）ロ（プ）レ（ム）　ビギン？

症状はいつから始まりましたか？

When did the current symptoms start?
ウェンディッダッ　カー（ゥ）レンツ　スィン（プ）ト（ムス）　スター（トゥッ）？

今回の症状はいつから始まりましたか？

How often do you have the pain?
ハゥオッフン　ドゥユーハ（ヴ）　ダペイン？

痛みはどのくらいの頻度で起きますか？

What seems to make it worse?
ワッ　スィー（ムス）トゥー　メイキッ　ワー（ス）？

何かで悪化しますか？

What seems to make it better?
ワッ　スィー（ムス）トゥー　メイキッ　ベター？

何かで改善しますか？

> 答えに困っているようであれば、"cold **コー**（ルドゥッ）"「冷やすこと」、"heat **ヒー**（トゥッ）"「温めること」、"pressure プ（ゥ）**レッシャー**"「圧迫すること」、"activity ア「**ク**」**ティヴィティー**"「活動すること」、"massage マッ**サー**（ジ）"「マッサージすること」、"medication メディ**ケイション**"「薬」など、例を挙げるといいでしょう。

Where does it hurt now?　/　Where is the pain now?
ウェア　ダズィッ　ハー（トゥッ）　ナウ？ 　　　　ウェア　イ（ズ）ダ　ペイン　ナウ？

今痛いところはどこですか？

Where does it hurt most now?
ウェア　ダズィッ　ハー（トゥッ）　モゥ（ストゥッ）　ナウ？

今一番痛いところはどこですか？

Where does it usually hurt?

ウェア　ダズィッ　ユージュアリー　ハート（トゥッ）　？

普段痛いところはどこですか？

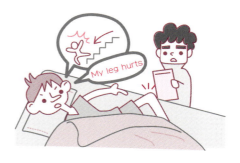

Can you show me where it hurts?

キャニュー　ショウミー　ウェア　イッハー（ツ）　？

痛むところを教えてもらえますか？

Does the pain spread anywhere else?

ダ（ズ）ダ　ペイン　ス（ブゥ）レッ（ドゥッ）　エニウェア　エ（ルス）　？

痛みは他の場所に広がりますか？

Which position is most painful ?

ウィッチ　ポズィション　イズ　モゥス（トゥッ）　ペインフォー　？

どの姿勢が一番痛いですか？

Which position is most comfortable ?

ウィッチ　ポズィション　イズ　モゥス（トゥッ）　カン（フォ）タボー　？

どの姿勢が一番楽ですか？

Do you have any numbness or loss of sensation around your ○○ ?

ドゥユーハ（ヴ）　エニーナムネ（ス）　オァ　ロスオ（ヴ）　センセイション　ア（ゥ）ランジョァ　○○？

○○の辺りにしびれや感覚のないところはありますか？

Do you have any other symptoms?

ドゥユーハ（ヴ）　エニーアダー　スィン（プ）ト（ムス）　？

他に症状はありますか？

第3章　治療院でそのまま使える！　実践フレーズ320

Challenge!!

Is there anything else you are concerned about?

イ（ズ）デァ　エニスィン　エ（ルス）　ユーアー　カンサーン（ドゥッ）アバウッ？

他に気になっていることはありますか？

Lesson 4-4 再来院患者さんへの問診

How have you been since your last visit?
ハゥ　ハ(ヴ)ユービーン　スィン(ス)ヨァ　ラー(ストッ)　ヴィズィッ？

前回のご来院から調子はどうですか？

Did your symptoms change after the last visit?
ディッジョァ　スィン(プ)ト(ムス)　チェイン(ジ)　ア(フ)ターダ　ラー(ストッ)　ヴィズィッ？

前回の治療の後、何か症状に変化はありましたか？

How is your pain now?
ハゥイ(ズ)　ヨァペイン　ナゥ？

今、痛みの具合はどうですか？

Lesson 4-5 既往歴について

（第6章p.145〜149の問診票や付録p.160〜181も参照）

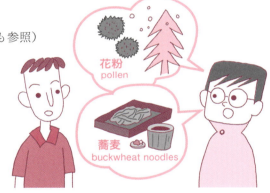

花粉
pollen

蕎麦
buckwheat noodles

Do you have any allergies?
ドゥユーハ(ヴ)　エニー　アルージー(ス)？

アレルギーはお持ちですか？

Are you taking any medication now?
アーユー　テイキンッ　エニー　メディケイション　ナゥ？

現在服用中のお薬はありますか？

Challenge!!

> **Have you had any major surgeries, trauma or illnesses in the past?**
> ハ(ヴ)ユー　ハッ(ドゥッ)　エニーメイジャー　サージェ(ゥ)リー(ズ)，トゥラーマ　オァ　イ(ル)ネスィ(ス)
> インダ　パー(ストッ)？
> 過去に大きな手術、ケガ、病気などをされたことはありますか？

Lesson 4-6 鍼やその他の治療の経験について

Challenge!!

- **Have you ever been treated with acupuncture or Oriental medicine before?**
ハ(ヴ)**ユー** **エ**ヴァービーン トゥ**リ**ーテッ(ドゥッ) ウィ(ズ)**ア**キュパンッ(ク)チャー オァ
オ(ゥ)リ**エン**トー**メ**ディスン ビ**フォ**ー？
以前に鍼や他の東洋医学の施術を受けたことがありますか？

- **In which country were you treated with acupuncture?**
イン **ウィッ**チ**カ**ントゥリー ワー**ユー** トゥ**リ**ーテッ(ドゥッ) ウィ(ズ)**ア**キュパンッ(ク)チャー？
鍼はどの国で受けられましたか？

- **Is this your first time being treated with acupuncture in Japan?**
イ(ズ)**ディ**(ス)ヨァ **ファ**ー(ス)**タ**イ(ム) ビーンットゥ**リ**ーテッ(ドゥッ) ウィ(ズ)**ア**キュパンッ(ク)チャー イン
ジャ**パ**ン？
日本で鍼治療を受けるのは初めてですか？

- **Have you seen a doctor about this problem?**
ハ(ヴ)**ユー** **ス**ィーン ア**ダ**(ク)ター アバウッディ(ス) ブ(ゥ)**ロ**(ブ)レ(ム)？
この症状でお医者さんに診てもらったことはありますか？

- **Are you receiving any treatment from a medical institution?**
アー**ユー** (ゥ)レ**スィ**ーヴィンツ **エ**ニートゥリー(トゥッ)メンツ フロ(ム)ア **メ**ディコー **イ**ンスティト**ゥー**ショ
ン？
現在、医療機関で治療を受けていますか？

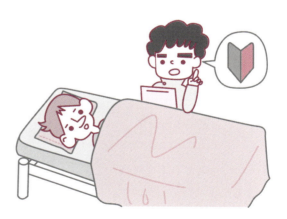

When was your last period?

ウェン　ワ(ズ)**ヨァ　ラー**(ストゥ)　**ビ**(ゥ)**リオッ**(ドゥッ)　？

最後の月経はいつでしたか？

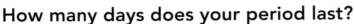

How many days does your period last?

ハゥメニーデイ(ズ)　**ダッ**(ズ)**ヨァ　ビ**(ゥ)**リオッ**(ドゥッ)　**ラー**(ストゥ)　？

月経出血は何日続きますか？

Do you spot before or after your periods?

ドゥーユー　スポッ(トゥッ)　**ビフォァ　オァ　ア**(フ)**ター　ヨァピリオッ**(ズ)　？

月経の前や後に出血することはありますか？

How many months have you been trying to conceive?

ハゥメニーマンツッ　ハ(ヴ)**ユービーン　トゥラいントゥー　コンスィー**(ヴ)　？

妊娠を試みてから何カ月ですか？

Do you exercise regularly?

ドゥーユー　エ(ク)**サーサい**(ズ)　(ゥ)**レギュラリー？**

定期的に運動をしていますか？

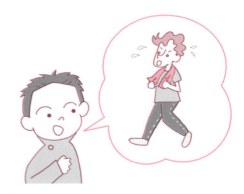

How much ○○ do you drink a day?

ハゥマッチ　○○　ドゥーユー　ドゥリンカ　デい？

毎日どのくらい○○を飲みますか？

> ○○には以下のような、さまざまな飲み物を表す語を入れることができます。
>
> **alcohol　ア**(ル)**カホー**　アルコール飲料
> **coffee　カ**ーフィー　コーヒー
> **tea　ティー**　お茶
> **water　ワ**ーター　水
> **caffeinated drink　キャッ**フィネイテッ　**ドゥ**リン(ク)　カフェインの入った飲み物
> **cafeine-free drink　キャ**フィーンフ(ゥ)リー　**ドゥ**リン(ク)　ノンカフェインの飲み物

How is your appetite?

ハウイ（ズ）　ヨァ**ア**ベタイ（トゥッ）？

食欲はどうですか？

Do you eat a lot of sweets?

ドゥー**ユー**　**イ**ータ　**ロ**ッオ（ヴ）　ス**ウィ**ーツ？

甘いものをよく食べますか？

Are there certain foods that you crave often?

アーデァ　**サ**ータンフー（ズ）　ダッ　ユーク（ゥ）**レ**イ（ヴ）　**オ**ッフン？

無性に食べたくなる食べ物はありますか？

Do you sleep well at night?

ドゥー**ユー**　ス**リ**ー（ブ）**ウェ**（ル）　アッ**ナ**イ（トゥッ）？

夜はよく眠れていますか？

What time do you normally go to bed?

ワッタイ（ム）　ドゥー**ユー**　**ノ**ーマリー　ゴートゥー**ベ**ーッ（ドゥッ）？

夜はだいたい何時に寝ますか？

Lesson 4-9　問診の最後に

Do you have any questions so far?

ドゥー**ユー**ハ（ヴ）　**エ**ニーク**エ**（ス）チョン（ズ）　ソー**ファ**ー？

ここまでで何か質問はありますか？

Are you going back to work after this?

アー**ユー**　**ゴ**ーインッ　**バ**ッ（ク）トゥー　**ワ**ーッ（ク）　ア（フ）ター**ディ**（ス）？

今日はこの後、お仕事に戻られますか？

Challenge!!

Is there anything else I should know before we start the treatment?

イ（ズ）**デ**ァ　**エ**ニスィン**エ**（ルス）　**ア**イシュッ**ノ**ゥ　ビ**フォ**ァ　ウィース**タ**ーッダ　トゥ**リ**ー（トゥッ）メンッ？

治療に入る前に、他に私が知っておいたほうがよいことはありますか？

I see.
アイ**スィ**ー．

そうですか。

I understand.
アイ　アンダース**タ**ンッ．

分かりました。

Challenge!!

That must have been very difficult for you.
ダッ　**マ**(ス)タ(ヴ)ビーン　**ヴェ**リー**ディ**フィコー　フォア**ユ**ー．

それはとても大変だったでしょう。

Challenge!!

「私の病気は○○なのでしょうか？」など、診断などについて確定的な答えを求められたとき

- I can't confirm it, but there is a possibility.
  アイ**キャ**ーン(トゥッ)　カン**ファ**ーミッ(トゥッ)，バッ　**デ**アイ(ズ)ア　**ポ**ースィ**ビ**リティー．
  確定的なことは言えませんが、可能性はあります。

- As an acupuncturist, I am not allowed to make a diagnosis.
  ア(ズ)エン　**ア**キュパンッ(ク)チャリ(ストゥッ)，**ア**イア(ム)**ナ**ッ　ア**ラ**ウットゥー　メイカ　ダイア(グ)**ノ**ゥスィ(ス)．
  鍼灸師は診断を下すことはできません。

Does that answer your question?
ダ(ズ)**ダ**ッ　**ア**ンサーヨァ　クエ(ス)チョン？

ご質問の答えになりましたか？

Lesson 5-1 診察・触診

I will now begin the physical exam.
アイウィ(ル)　ナウ　ビギン　ダッ　フィズィコーエ(ク)ザー(ム)．

では、これから検査を始めます。

I am going to check your pulse first.
アイア(ム)　ゴーイントゥー　チェッ(ク)ョア　ポ(ルス)　ファー(ストゥッ)．

まず脈を診させてください。

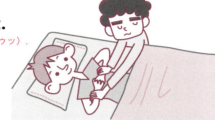

Let me take a look at your tongue.
レッミー　テイカ　ルッカッチョア　ターンッ(グ)．

舌を診せてくださいね。

▎"**Let me ～** "は「～させて」という意味で、"**I am going to ～** "より砕けた言い方です。

I will palpate your abdomen.
アイウィ(ル)　パ(ル)ペイチョア　ア(ブ)ドゥメンッ．

お腹を触診します。

▎「お腹」を意味する"**abdomen**"は医療のシーンでよく使われるのに対し、"**stomach**"、"**belly**"、"**tummy**"という砕けた表現もあります。

I am going to press your ○○ .
アイア(ム)　ゴーイントゥー　プ(ゥ)レ(ス)ョア　○○．

○○を押しますよ。

How does this feel?
ハゥ　ダ(ズ)ディ(ス)　フィー(ル)？

（触診しながら）これはどんな感じがしますか？

Does it hurt when I press here?
ダズィッ　ハー(トゥッ)　ウェナイ　プ(ゥ)レ(ス)　ヒァ？

私がここを押すと痛いですか？

Let me know if you feel any pain.
レッミーノゥ　イ(フ)ユー　フィー(ル)　エニーペイン．

痛みを感じたら教えてください。

Let me take your blood pressure.

レッミー　テイ(ク)ヨァ　ブロップ(ゥ)レッシャー.

血圧を診てみましょう。

Your blood pressure is 110 over 80.

ヨァ　ブロップ(ゥ)レッシャー　イ(ズ)　ワンテン　オーヴァー　エイティ.

（血圧を計り終えて）血圧は上が110で、下が80ですね。

Lesson 5-2 動作の確認・指示

Can you do this?

キャニュー　ドゥーディ(ス)？

（動きを見せながら）これ、できますか？

Can you move your ○○ like this?

キャニュー　ムー(ヴ)ヨァ　○○　ライ(ク)ディ(ス)？

（動きを見せながら）このように○○を動かせますか？

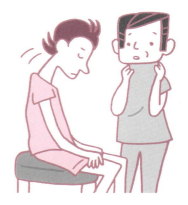

Useful

➕**フレーズ** "Can you ＋○○?" 「○○できますか？」
キャニュー　○○？

　上の2つの文章でほとんどの動作指示ができますが、よく使う動作があったり、動きを見せなくても指示できるようにしたい場合は、以下のように具体例を言えるように練習しましょう。

➕stand right here, facing me
スタンッ　(ゥ)ライッ　ヒァ,　フェイスィンミー
私に向かってここにまっすぐ立つ

➕turn around and face the other direction
ターナ(ゥ)ラウンッ　エンッ　フェイ(ス)　ディアダー　ディ(ゥ)レ(ク)ション
後ろ向きになる

➕bend your back forward　　/　bend over forward
ベンジョア　バッ(ク)　フォーワー(ドゥッ)　　ベンッオーヴァー　フォーワー(ドゥッ)
腰の前屈

➕bend your back backward　　/　bend over backward
ベンジョア　バッ(ク)　バッ(ク)ワー(ドゥッ)　　ベンッオーヴァー　バッ(ク)ワー(ドゥッ)
腰の後屈

+turn your head from side to side
ターンヨァ　ヘッ(ドゥッ)　フロ(ム)　**サイットゥーサイッ(ドゥッ)**
頭を左右に回す

+tuck in your chin
タッ(ク)**イン**ヨァ　**チン**
顎を引く

+tilt your head to the right
ティ(ルトゥッ)ヨァ　**ヘットゥーダッ**　(ゥ)**ライ**(トゥッ)
首を少し右に傾ける

+tilt your head to the left
ティ(ルトゥッ)ヨァ　**ヘットゥーダッ**　**レフ**(トゥッ)
首を少し左に傾ける

+stretch your arms out to the sides
ストゥ**レッチ**ヨァ　**アー**(ムス)　**アウットゥーダ**　**サイ**(ズ)
両腕をまっすぐ横に伸ばす

+stretch your arms out to the front
ストゥ**レッチ**ヨァ　**アー**(ムス)　**アウットゥーダ**　フ(ゥ)**ロ**ンツ
両腕をまっすぐ前に伸ばす

+stretch your arms out overhead
ストゥ**レッチ**ヨァ　**アー**(ムス)　**アウッ**　**オー**ヴァーヘッ(ドゥッ)
両腕をまっすぐ頭上に伸ばす

+roll your shoulders
(ゥ)**ロー**(ル)ヨァ　**ショー**(ル)ダー(ス)
両肩を回す

+put weight on your right foot
プッ**ウェイ**(トゥッ)　オンヨァ　(ゥ)**ライ**(トゥッ)　**フッ**(トゥッ)
右足に体重をかける

+put weight on your left foot
プッ**ウェイ**(トゥッ)　オンヨァ　**レフ**(トゥッ)　**フッ**(トゥッ)
左足に体重をかける

+bend your arm
ベンジョア　**アー**(ム)
片腕を曲げる

+bend your knees
ベンッ(ドゥッ)ヨァ　**ニー**(ズ)
両膝を曲げる

+ **move your ankles up and down**
ムー（ヴ）ヨァ　アンコー（ス）　アッ（ブ）　エンッ　ダウン
足首を上下に動かす

+ **move your ankles side to side**
ムー（ヴ）ヨァ　アンコー（ス）　サイットゥー　サイッ（ドゥッ）
足首を左右に動かす

+ **do the same thing on the other side**
ドゥーダ　セイ（ム）スィンッ（グ）　オンディ　アダーサイッ（ドゥッ）
同じことを反対側でする

+ **keep your body straight**
キー（ブ）ヨァ　バディー　ストゥレイ（トゥッ）
身体はまっすぐにしたままにする

+ **keep your legs straight**
キー（ブ）ヨァ　レッ（グス）　ストゥレイ（トゥッ）
脚はまっすぐにしたままにする

+ **turn over onto your stomach**
ターンオーヴァー　オントゥーヨァ　ストマッ（ク）
（寝ている状態で）今度はうつ伏せになって

+ **turn over onto your side**
ターンオーヴァー　オントゥーヨァ　サイッ（ドゥッ）
（寝ている状態で）今度は横向きになって

+ **turn over onto your back**
ターンオーヴァー　オントゥーヨァ　バッ（ク）
（寝ている状態で）今度は仰向けになって

Challenge!!

・ **Let me see how well you can move your ○○.**
レッミースィー　ハゥウェ（ル）　ユーキャン　ムー（ヴ）ヨァ ○○.
○○がどのくらい動かせるか、見せてください。

I will show you how to do it.
アイウィ（ル）　ショゥユー　ハゥトゥー　ドゥーイッ.
やり方をお見せします。

Can you try to copy my movement?
キャニュー　トゥライトゥー　カビーマイ　ムー（ヴ）メンッ?
同じようにしてみてくださいますか？

Very good.
ヴェリーグーッ．
いいでしょう。

Take a deep breath.
テイカ　ディー(ブ)　ブ(ゥ)レ(ス)．
深呼吸をして。

Breathe in.　/　Inhale.
ブ(ゥ)リー(ズ)　イン　インヘイ(ル)．
息を吸って。

Breathe out.　　　/　Exhale.
ブ(ゥ)リー(ズ)　アウ(トゥッ)　エ(クス)ヘイ(ル)．
息を吐いて。

Relax your shoulders.
(ゥ)リラッ(クス)　ヨァ　ショー(ル)ダー(ス)．
肩の力を抜いて。

Please don't push yourself too much.
ブリー(ズ)ドンッ　プッシュ　ヨァセ(ルフ)　トゥーマッチ．

Don't try too hard.
ドンッ　トゥライ　トゥーハー(ドゥッ)．
無理をしないで結構です。

Situation ⑥ 鍼灸施術

Lesson 6-1 鍼灸施術の説明

（鍼施術の詳しい説明については、第5章P.133も参照してください）

This is one of the disposable needles we use. It is made of stainless steel.
ディ(ス)イ(ズ)　ワンオ(ゥ)ダ　ディ(ス)ポーザボー　ニードー(ス)　ウィユー(ズ)．
イッイ(ズ)　メイドー(ヴ)　ステインレ(ス)　スティー(ル)．
これが、当院で使用している使い捨てのステンレス鍼です。

The needles are as thin as a hair, and most people feel no pain.
ダニードー(ス)アー　ア(ズ)スィン　ア(ズ)ア　ヘアー，エンッ　モゥ(ス)ピーボー　フィー(ル)　ノーペイン．
鍼は髪の毛ほどの太さで、ほとんどの方は痛みを感じません。

You may feel a heavy sensation, but don't worry. It's normal.

ユーメイ　フィーラ　ヘヴィー　センセイション，バッ　ドンッウォー（ゥ）リー．イッツノーモー．

重だるい感覚があるかもしれませんが、正常な反応なので大丈夫です。

> "heavy" 重だるいのほか、"mild aching マイルド（ゥ）　エイキン（グ）"「軽くうずくような」などと言い換えてもよいでしょう。

You may feel a sensation that's like having a hair plucked out.

ユーメイ　フィーラ　センセイション　ダッ（ツ）ライ（ク）　ハヴィンガ　ヘアー　プラッ（クドゥ）アウッ．

毛を１本抜くような感覚があるかもしれません。

I am going to wipe your skin with an alcohol swab.

アイア（ム）　ゴーイントゥー　ワイ（プ）ヨァ　スキン　ウィゼン　ア（ル）コホー　スワッ（ブ）．

肌をアルコールで消毒します。

This might be a little cold.

ディ（ス）　マイッビー　アリトー　コー（ルドゥッ）．

少し冷たく感じます。

Challenge!!

The first treatment will be relatively conservative. I'd like to see how patients respond to acupuncture first.

ダファー（ストゥッ）　トゥリー（トゥッ）メンツ　ウィ（ル）ビー　（ゥ）レラティ（ヴ）リー　コンサーヴァティ（ヴ）．
アイドゥ　ライ（ク）トゥースィー　ハゥベイシェンツ　（ゥ）リスポントゥー　アキュパンッ（ク）チャー
ファー（ストゥッ）．

初回は比較的刺激の少ない治療をします。まずは、鍼に対する感受性を診るためです。

Lesson 6-2 施術中

I am going to insert needles into your back.

アイア（ム）　ゴーイントゥー　インサー（トゥッ）　ニードー（ス）　イントゥヨァ　バッ（ク）．

これから背中に鍼をしていきます。

> "back"（背中）以外の表現については、第４章（p.88～99）のField③の身体各部の単語を入れてください

Challenge!!

In acupuncture treatments, various parts of your body are often needled, not just the distressed area.

インア**キュバ**ンツ（ク）チャー　トゥ**リー**（トゥッ）メン（ツ），　**ヴァ**（ゥ）リア（ス）**パーツ**　オ（ヴ）ヨァ**バ**ディー　アー　**オッ**フン　**ニー**ドー（ドゥッ），　**ナッ**ジャ（ス）ダ　ディ（ス）トゥ**レ**（ストゥッ）　**エ**（ゥ）リア．

鍼治療では、よく症状のある部位だけでなく、身体のいろいろな部位に鍼をします。

It is important that you feel relaxed during the treatment.

イッイ（ズ）　インポー**タン**ダッ　ユー**フィー**（ル）　（ゥ）リ**ラッ**（クスドゥッ）　**ドゥー**（ゥ）リンッダ　トゥ**リー**（トゥッ）メンッ．

治療はリラックスして受けていただくことが大切です。

Try not to move once the needles are in.

トゥ**ライ**　**ナッ**トゥー　**ムー**（ヴ）　**ワン**（ス）ダ　**ニー**ドー（ス）アー　**イン**ッ．

刺鍼中はなるべく動かないようにしてください。

Let me know if you feel any pain or discomfort.

レッミー**ノゥ**　**イ**（フ）ユー　**フィー**（ル）　**エ**ニー**ペイン**　オァ**ディ**（ス）**カン**フォー（トゥッ）．

痛みや違和感があったら教えてください。

How does this feel?

ハゥ　ダ（ズ）**ディ**（ス）　**フィー**（ル）？

これはどんな感じがしますか？

This may sting a little bit. / You may feel a slight prick.

ディ（ス）**メイ**　ス**ティ**ンガ　**リ**トービッ（トゥッ）．　　**ユー**メイ　**フィー**ラ　ス**ライ**（トゥッ）　ブ（ゥ）**リッ**（ク）．

少しだけちくっとするかもしれません。

You have some needles in your back now.

ユー　ハ（ヴ）**サ**（ム）　**ニー**ドー（ス）　インヨァ　**バッ**（ク）　**ナゥ**．

今背中に鍼が入っています。

I will leave the needles in place for about 10 minutes.

アイウィ（ル）　**リー**（ヴ）ダッ　**ニー**ドー（ス）　イン**プレ**イ（ス）　フォァア**バ**ウッ　**テン**ミニッ（ツ）．

このまま鍼を10分くらい置いておきます。

It's OK to fall asleep.

イッ(ツ)　オゥ**ケ**イトゥー　**フォ**ーラスリー(プ)．

眠ってしまっても大丈夫です。

▌"It's OK to 〜 "　は「〜しても大丈夫です」と伝えたいときに使える表現です。

Just a few more minutes.

ジャ(ス)タ　**フュ**ーモァ　ミニッ(ツ)．

あと数分で終わります。

I am going to pull out the needles now.

アイア(ム)　**ゴ**ーイントゥー　プ(ル)**ア**ウッダ　**ニ**ードー(ス)　ナゥ．

これから鍼を抜いていきます。

▌"pull out "　の代わりに"remove (ゥ)リ**ムー**(ヴ) "を使うこともできます。

I put a press-tack needle on your lower back.

アイ**プ**ッタ　プ(ゥ)**レ**(ス)タッ(ク)　**ニ**ードー　オンヨァ　ローワー**バ**ッ(ク)．

腰に円皮鍼を貼っておきました。

Please keep it in for two days.

プ**リ**ー(ズ)　**キ**ーピッ　**イ**ン　フォァ**トゥ**ーデイ(ズ)．

2日間貼ったままにしておいてください。

I will give you instructions for the press-tack needles later.

アイウィ(ル)　**ギ**(ヴ)ユー　イン(ストゥ)**ラ**(ク)ション(ズ)　フォァダ　プ(ゥ)**レ**(ス)タッ(ク)　**ニ**ードー(ス)　**レ**イター．

後ほど円皮鍼の説明書をお渡しします。（円皮鍼の説明は第5章p.136 〜 137参照）

Lesson 6-3 鍼通電（パルス）を使う

（低周波鍼通電療法の詳しい説明は第5章p.135 〜 136参照）

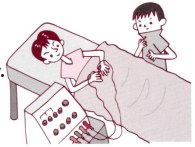

I am going to attach the needles to the electro-acupuncture device now.

アイア(ム)　**ゴ**ーイントゥー　ア**タ**ッチダ　**ニ**ードー(ス)　トゥーダ　エ**レ**(ク)トゥロ　**ア**キュパンッ(ク)チャー　ディ**ヴァ**イ(ス)　ナゥ．

これから鍼に鍼通電機器をつないでいきます。

I am going to slowly increase the intensity of the current.

アイア(ム)　**ゴ**ーイントゥー　ス**ロ**ーリー　インク(ゥ)**リ**ー(ス)ダ　イン**テ**ンスィティ　オ(ヴ)ダ　**カ**ー(ゥ)レン(トゥッ)．

電流を少しずつ強めていきます。

Let me know when you start to feel a mild tapping.

レッミーノゥ　ウェンユー　スタートゥー　フィーラ　マイ（ルドゥッ）　タッピンッ .

軽くトントンと感じ始めたら教えてください。

> "a mild tapping" を "a tingling sensation　ア　ティン（グ）リンッ　センセイション "「ピリピリした感覚」や
> "muscle twitching　マッソー　トゥウィッチンッ "「筋肉がピクピクする感じ」と言い換えてもよいです。

Let me know if the pulse feels too strong or too weak.

レッミーノゥ　イ（フ）ダ　ポ（ルス）フィー（ルズ）　トゥーストゥローン（グ）　オァ　トゥーウィー（ク） .

強すぎたり、弱すぎたりしたら言ってください。

This will last for 10 minutes.

ディ（ス）ウィ（ル）　ラー（ストゥッ）フォァ　テンミニッ（ツ） .

10分間続きます。

Lesson 6-4 　灸を使う

（灸療法の詳しい説明は第5章p.134参照）

Have you ever had a moxibustion treatment before?

ハ（ヴ）ユー　エヴァーハッダ　モキスィバ（ス）チョン　トゥリー（トゥッ）メンツ　ビフォァ？

灸治療を受けたことはありますか？

This is the type of moxa we use.

ディ（ス）イ（ズ）ダ　タイ（プ）オ（ヴ）　モクサ　ウィーユー（ズ） .

これが、当院の使用しているもぐさです。

I will light the moxa with this incense stick.

アイウィ（ル）　ライッダ　モクサ ウィ（ズ）ディ（ス）　インセン（ス）　スティッ（ク） .

この線香でもぐさに点火します。

I am going to place moxa cones directly on your ○○ .

アイア（ム）　ゴーイントゥー　プレイ（ス）モクサコゥン（ズ）　ディ（ゥ）レッ（ク）リー　オンヨァ　○○.

○○に直接、灸を置いていきますね。

> 円錐形のもぐさを "moxa cone"、
> 粘着テープつきの台座灸は "stick-on moxa　スティッ（ク）オン　モクサ " といいます。

It may cause a slight stinging sensation.
イッメイ　コーザァ　スライッ　スティンギン　センセイション.

ちくっとした感覚があるかもしれません。

Don't worry. It will not burn your skin.
ドンッ　ウォー(ゥ)リー.　イッウィ(ル)ナッ　バーンヨァ　スキン.

やけどはしないので安心してください。

Have you ever had warm-needle moxibustion before?
ハ(ヴ)ユー　エヴァーハッ(ドゥッ)　ウォー(ム)ニードー　モキシィバ(ス)チョン　ビフォァ?

灸頭鍼を受けたことはありますか?

I will put this ball of moxa on the end of the needle and light it.
アイウィ(ル)　プッディ(ス)　ボー(ル)オ(ヴ)　モクサ　オンディ　エンド(ヴ)ダ　ニードーエンッ　ライティッ(トゥッ).

もぐさを鍼の上に置いて点火します。

This is called a moxa stick. It slowly warms the area without touching the skin.
ディ(ス)イ(ズ)　コー(ル)ダ　モクサスティッ(ク).　イッ　スローリー　ワー(ムス)ディ　エ(ゥ)リア　ウィザゥッ　タッチンッダ　スキン.

これは棒灸といって、皮膚に直接触れずにじっくり身体を温めていきます。

Let me know if it starts to feel too hot.
レッミーノゥ　イ(フ)イッ　スター(ツ)トゥー　フィー(ル)　トゥーハッ(トゥッ).

熱すぎると感じたら言ってください。

I am going to put a heat lamp over your ○○.
アイア(ム)　ゴーイントゥー　プッア　ヒー(トゥッ)ラン(プ)　オーヴァーヨァ　○○.

赤外線ランプを○○に当てます。

（あん摩マッサージ指圧施術についての詳しい説明は第5章p.137 〜 138参照）

Shiatsu is a form of traditional Japanese massage.

シアツ　イ（ズ）ア　**フォー**（ム）オ（ウ）　トゥラ**ディ**ショノー　ジャパ**ニー**（ズ）　マッ**サー**（ジ）．

指圧は、日本の伝統的なマッサージの手技です。

Shiatsu is performed over the clothes.

シ**ア**ツイ（ズ）　パ**フォー**（ムドゥッ）　**オー**ヴァーダ　ク**ロー**（ズ）．

指圧は衣服の上から行います。

We don't use oil or lotion in Shiatsu.

ウィードンッ　**ユー**（ズ）　**オイ**（ル）オァ　**ロー**ション　イン　シ**ア**ツ．

指圧はオイルやクリームは使いません。

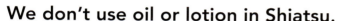

上の3つの文章の“**Shiatsu**”のところに“**Anma** アンマ”と入れることもできます。

We recommend that you wear lose-fitting clothes.

ウィー　（ゥ）リク**メン**ダッ　**ユー**ウェア　**ルー**（ス）**フィッ**ティンッ ク**ロー**（ズ）．

ゆるめの服で受けていただくことをお勧めします。

Please take off your belt.

ブ**リー**（ズ）　テイ**カ**（フ）ヨァ　**ベ**（ルトゥッ）．

ベルトは取ってください。

Would you like to change into a treatment gown?

ウ**ジュ**ライ（ク）トゥー　**チェ**イン（ジ）　**イン**トゥーア　トゥ**リー**（トゥッ）メンッ　**ガ**ウン？

患者着をご使用になりますか？

Challenge!!

I will use my fingers and palms to apply pressure to the body.

アイウィ（ル）　**ユー**（ズ）マイ　**フィ**ンガー（ズ）　エンッ　**パー**（ムス）　トゥーア（プ）**ラ**イ　ブ（ゥ）**レッ**シャー　トゥーダ **バ**ディー．

指や手のひらを使って圧を加えます。

“**pressure**”の前に“**sustained** サ（ス）**テイ**ン（ドゥッ）”　とつけることで「持続圧」という語になります。

Is this pressure OK?

イ(ズ)**ディ**(ス)　ブ(ゥ)**レ**ッシャー　オゥ**ケイ**？

この圧で大丈夫ですか？

How is the strength of the pressure?

ハゥイ(ズ)　**ディ**　ストゥ**レン**(グス)　オヴダ　ブ(ゥ)**レ**ッシャー？

圧の強さはどうですか？

Is it too strong?

イ(ズ)**イ**ッ　**トゥー**ストゥ**ローン**(グ)？

（圧は）強すぎますか？

Would you like more or less pressure?

ウジュライ(ク)**モ**ァ　オァ**レ**(ス)　ブ(ゥ)**レ**ッシャー？

圧はもっと強い方がいいですか、弱い方がいいですか？

Is there any area that needs more work?

イ(ズ)**デ**ァ　エニー**エ**(ゥ)リア　ダッ**ニー**(ズ)　モァ**ワー**ッ(ク)？

もっと施術してもらいたい部分はありますか？

Situation ⑧ ｜ 施術後

Lesson 8-1 終了時

OK. The treatment is finished. / You are all done now.

オゥ**ケイ**．ダトゥ**リー**(トゥッ)メンッ　**イ**(ズ)　**フィ**ニッシュ(ドゥッ)．/ **ユーアー**　**オー**(ル)**ダ**ンッ　ナゥ．

はい、これで施術は終了です。

Please sit up slowly.

ブ**リー**(ズ)　ス**ィッタ**ッ(プ)　ス**ロー**リー．

ゆっくりと（座った状態へ）起き上がってください。

How do you feel?

ハゥ　ドゥユー　**フィー**(ル)？

気分はどうですか？

Do you feel dizzy?

ドゥーユー　フィー(ル)　ディズィー？

頭がフラフラしますか？

You can get dressed now.

ユーキャンゲッ ドゥレ(ストゥッ)　ナゥ．

服に着替えていいですよ。

When you are ready, come out to the waiting room.

ウェンユーアー ゥレディー，カムアゥットゥーダ　ウェイティン(ゥ)ルー(ム)．

用意ができたら待合室へ出てきてください。

Lesson 8-2 注意事項

Please read this on what to expect after the treatment.

プリー(ズ)　(ゥ)リーディ(ス)　オン ワットゥー　エ(クス)ペ(クトゥッ)　ア(フ)ターダ　トゥリー(トゥッ)メンッ．

施術の後の過ごし方として、これを読んでおいてください。

（鍼灸治療後の注意事項は第5章 p.139参照）

Useful

＋ フレーズ "After the treatment, ＋○○" 「施術の後は○○。」

ア(フ)ターダ　トゥリー(トゥッ)メンッ，

施術後の注意事項として使えるフレーズです。

＋(it's a good idea to)　take it easy.　/　rest well.

(イッツァ　グッアイディア トゥー)　テイキッ　イーズィー　/　ゥレ(ストゥッ)　ウェ(ル)

なるべくゆったりお過ごしください。　/　よくお休みください。

＋avoid heavy drinking.

アヴォイ(ドゥッ)　ヘヴィー　ドゥリンキンッ．

深酒はお避けください。

　　"heavy drinking" の代わりに、下記の語に入れ替えて使うことができます。
　　over-eating　食べ過ぎ
　　オーヴァー　イーティンッ
　　strenuous exercise　激しい運動
　　ストゥレニア(ス)　エ(ク)サーサイ(ズ)
　　long, hot baths　長風呂
　　ローン(グ)　ハッ(トゥツ)バー(ス)

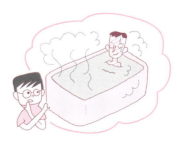

+ some people feel tired or sleepy.
サ(ム)ピーポー　**フィー**(ル)　**タ**イヤー（ドゥッ）　オァ　ス**リ**ービー．
だるさや眠気を感じる方もいます。

Challenge!!

+ the symptoms may feel worse tonight or tomorrow before they start to feel better.
ダ**シ**ィン(プ)ト(ムス)　メイ**フィ**ー(ル)　**ワ**ー(ス)　トゥ**ナ**イッ　オァトゥ**モ**ロー　ビ**フォ**ァ　デイス**タ**ートゥー
フィー(ル)**ベ**ター．
今晩または明日、症状が改善する前に一時的に悪化したと感じるかもしれません。

Lesson 8-3 セルフケア・養生アドバイス

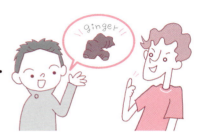

It seems like you are under a lot of stress.
イッ　ス**ィ**ー(ムス)ラ**イ**(ク)　**ユ**ーアー　**ア**ンダー　ア**ロ**ッ（トゥ）　スト**ゥレ**(ス)．
ストレスを溜めていらっしゃるようですね。

You are showing many signs of having low energy levels.
ユーアー　**シ**ョーインツ　メ**ニーサ**イン（ズ）　オ(ヴ)　**ハ**ヴィン(グ)　ロー**エ**ナジー　**レ**ヴォー(ス)．
だいぶお疲れのサインが出ています。

Useful

➕ **フレーズ** "I recommend that you ＋ ○○ ." 「○○をお勧めします。」
アイ　（ゥ）**レ**(ク)メンダッ　**ユ**ー

セルフケアのアドバイスをする際に使えるフレーズです。

+ go home and rest today
ゴー**ホ**ー(ム)　エンッ　（ゥ）**レ**(ストゥッ)　トゥ**デ**イ
今日は家に帰ってよく休むこと

+ go to bed early tonight
ゴートゥー　**ベ**ッー（ドゥッ）　**ア**ーリー　トゥ**ナ**イ（トゥッ）
今晩は早く寝ること

+ take it easy ／ don't overdo it
テイキッ **イ**ーズィー ／ **ド**ーンッ　**オ**ーヴァー　**ドゥ**ーイッ（トゥッ）
無理をしないこと

+ do some light exercises regularly
ドゥーサ(ム)　**ラ**イ（トゥッ）　**エ**(ク)サー**サ**イズィ（ズ）　（ゥ）**レ**ギュラリー
定期的に軽い運動すること

+ do the stretching exercise I recommend for your condition

ドゥーダッ　ストゥ**レッ**チンッ　**エ**(ク)サー**サイ**(ズ)　**アイ**　（ゥ)レ(ク)メンッ　フォァ**ヨァ**　カン**ディ**ション

あなたの状態に私がお勧めするストレッチをすること

+ take frequent breaks when you work on the computer

テイ(ク)　フ(ゥ)**リー**クェンッ　　ブ(ゥ)**レイ**(クス)　ウェンユー　**ワーッ**(ク)　オンダ　カン**ピュー**ター

パソコン作業の間は頻繁に休憩を取ること

+ try to keep your △△ warm at all times

トゥライトゥー　**キー**(ブ)ヨァ　△△　**ワー**(ム)　アッ**オー**(ル)　タイ(ムス)

常に△△を冷やさないようすること

+ give your △△ a rest for a few days

ギ(ヴ)ヨァ　△△　ア(ゥ)**レ**(ストゥッ)　フォァ**フュー**デイ(ズ)

数日間は△△を安静にすること

+ drink more water or other caffeine-free drinks

ドゥリン(ク)モァ　**ワー**ター　オァ**アダ**ー　**キャ**フィーンフ(ゥ)リー　ドゥリンッ(クス)

水やカフェインの入っていない飲み物をもっと飲むこと

+ eat △△ with every meal

イーッ(トゥッ)　△△　ウィ(ズ)　**エ**(ヴ)リー　**ミー**(ル)

△△を毎食食べること

+ eat fewer / less △△

イーッ(トゥッ)　**フューワ**ー / レ(ス)△△

△△を少なめに摂ること

> 数えられるものの場合は "**fewer**"　【例】**fewer calories**（少なめのカロリー）
> 数えられないもの場合は "**less**"　【例】**less sugar**（少なめの砂糖）

+ avoid overeating

ア**ヴォイ**(ドゥッ)　オヴァー　**イー**ティンッ

食べすぎを避けること

+ lose some weight　　/ gain some weight

ルー(ズ)　サ(ム)**ウェイ**ツ(トゥッ)　　**ゲイン**　サ(ム)**ウェイ**ツ(トゥッ)

体重をもっと減らすこと　/　体重をもっと増やすこと

+ see a doctor

スィーア　**ダ**クター

医療機関で受診すること

+ come see me once a week for three weeks

カ(ム)　**スィー**ミー　**ワン**(ス)ア　**ウィーッ**(ク)　フォァ　ス(ゥ)**リーウィー**(クス)

週に1回のペースで3週間は来院していただくこと

Attention!!

　もう少し強くお勧めしたい場合は"**I strongly recommend that you ～** **アイ　ストゥロン（グ）リー　（ゥ）レ（ク）メンダッ　ユー**"とするとよいでしょう。さらに、「勧める」には別の表現もあります。以下の順で、強い言い方になります。"**You should ～　ユー　シュッ（ドゥッ）**"（したほうがいいです）、"**You need to ～　ユー　ニートゥー**"（する必要があります）、"**You have to ～　ユー　ハ（フ）トゥー**"（するべきです）、"**You must ～　ユー　マ（ストゥッ）**"（絶対しないとダメです）。

Situation ⑨ 次回の予約

Lesson 9-1　必要な治療回数や頻度を聞かれたとき

It will take at least three more visits for your condition to improve.

イッウィ（ル）　テイ（ク）　アッリー（ストゥッ）　ス（ゥ）リーモァ　ヴィズィ（ツ）　フォァヨァ　カンディション　トゥーインプ（ゥ）ルー（ヴ） .

この状態が改善するには、少なくともあと３回の来院が必要です。

For your condition, it would be best if you scheduled a few treatments close together.

フォァヨァ　カンディション、　イッウッピー　ベス（トゥッ）　イ（フ）ユー　スケジュー　アフュー　トゥリートゥメン（ツ）クロー（ス）トゥギャダー .

あなたの状態は、あと２〜３回は間を開けずに治療を受けたほうが効果的です。

Can you come back next week?

キャニュー　カンバッ（ク）　ネッ（クス）ウィーッ（ク） ？

１週間後にまた来院できますか？

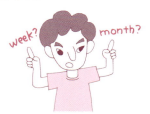

Can you come back one more time while you are in Japan?

キャニュー　カンバッ（ク）　ワンモァタイ（ム）　ワイ（ル）ユーアー　インジャパン ？

日本滞在中にもう一度来院できますか？

Lesson 9-2 予約の取り方

Would you like to make your next appointment now?

ウジュ　ライ(ク)トゥー　メイ(ク)ヨァ　ネッ(クス)タポイン(トゥッ)メンツ　ナゥ？

次回の予約を今お取りしますか？

You can call us to schedule your next appointment.

ユーキャン　コーラ(ス)　トゥースケジューヨァ　ネッ(クス)タポイン(トゥッ)メンツ．

電話で次回の予約を取っていただいても構いません。

I am here Monday through Friday from 10 a.m. to 7 p.m. and on Saturday from 9 a.m. to 6 p.m.

アイア(ム)　ヒァ　マンデイス(ゥ)ルー　フ(ゥ)ライデイ　フロ(ム)テンエイエ(ム)　トゥーセ(ヴ)ンピーエ(ム)　エンツ　オンサトゥデー　フロ(ム)　ナインエイエ(ム)　トゥースィッ(クス)ピーエ(ム)．

私は、月曜日から金曜日は午前10時から午後7時まで、土曜日は午前9時から午後6時までいます。

I have openings at 2 and 4 p.m. next Wednesday. Which is better for you?

アイハ(ヴ)　オーペニン(グス)　アットゥー　エンツ　フォァピーエ(ム)　ネッ(クス)　ウェン(ズ)デイ．ウィッチ(ズ)ベターフォァユー？

来週の水曜日でしたら午後2時か午後4時なら空きがあります。どちらがよろしいですか？

How about 10 a.m. on Monday two weeks from now?

ハゥバウッ　テンエイエ(ム)　オンマンデイ　トゥーウィー(クス)　フロ(ム)　ナゥ？

2週間後の月曜日、午前10時はいかがですか？

OK. I will put you down for Monday at 10 a.m.

オゥケイ．アイウィ(ル)　プッチュー　ダウンフォァ　マンデイ　アッテンエイエ(ム)．

はい、それでは月曜日の午前10時でお時間お取りしておきます。

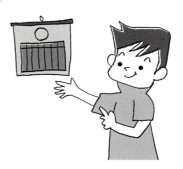

The initial consultation is 1,000 yen, and the treatment is 5,000 yen. The total for today will be 6,000 yen.

ディイニショー　カンソーテーション　イ（ズ）　**ワンサウザンツ　イェン**，エンダ　トゥリー（トゥッ）メンツ　イ（ズ）
ファイ（ヴ）サウザンツ　イェン.
ダトートーフォア　トゥデイ　**ウィ**（ル）ビー　**スィッ（クス）サウザンツ　イェン**.

初診料が 1,000 円で、治療費は 5,000 円ですので、本日の合計 6,000 円となります。

We take cash or credit cards.

ウィーテイ（ク）　**キャッシュ**　オァ　**ク**（ゥ）レディッ**カー**（ズ）.

現金またはクレジットカードでお支払いいただけます。

How would you like to pay, cash or credit card?

ハウ　ウジュ**ライ**（ク）トゥー　**ペイ**，**キャッシュ**　オァク（ゥ）**レ**ディッ**カー**（ドゥッ）?

現金かカード、どちらでお支払いになりますか？

We only accept cash.

ウィー**オン**リー　ア（ク）**セ**（プトゥッ）　**キャッシュ**.

現金しかお取り扱いできません。

We don't accept credit cards.

ウィ**ドーンッ**　ア（ク）**セ**（プトゥッ）　**ク**（ゥ）レディッ**カー**（ズ）.

クレジットカードはお取り扱いできません。

> "credit cards" の代わりに、下記の語に入れ替えて使うことも考えられます。
> **personal checks**　小切手
> **パーソノーチェッ（クス）**
> **traveler's checks**　トラベラーズチェック
> **トゥラヴェラー（ズ）　チェッ（クス）**
> **foreign currencies**　外貨
> **フォー**（ゥ）リン　**カー**（ゥ）レンスィー（ズ）

You gave me 10,000 yen, so 4,000 yen is your change.

ユー　**ゲイ**（ヴ）ミー　**テンサウザンツ　イェン**，ソウ　**フォァサウザンツ　イェン**　イ（ズ）ヨァ　**チェイン**（ジ）.

1 万円お預かりしたので、お釣りは 4,000 円になります。

Here is your receipt.

ヒァ（ズ）ヨァ　（ゥ）レ**スィ**ー（トゥッ）.

こちらが領収書になります。

We offer a package of 6 sessions at a discounted rate.

ウィーオファー　アパッケー(ジ)　オ(ヴ)　**ス**ィッ(クス)　**セ**ッション(ズ)　**ア**ッア　ディ(ス)**キャ**ウンテツ(ドゥッ)(ウ)**レ**イ(トゥッ) .

治療費が割引になる6回分の回数券もございます。

To use Japanese health insurance, you need permission from a doctor before the treatment.

トゥーユー(ズ)　ジャパ**ニ**ー(ズ)　**ヘ**(ルス)イン**シュ**ァラン(ス) . **ユ**ーニー(ドゥッ)　パー**ミ**ッション　フロ(ム)ア　**ダ**クター　ビ**フォ**ァダ　トゥ**リ**ー(トゥッ)メンツ .

日本の保険を使うには、施術の前に医師の同意が必要です。

This is the doctor's consent form. Please ask your doctor to fill it out and bring it back when you come to the clinic next time.

ディ(ス)**イ**(ズ)　ダ　**ダ**クター(ズ)　カン**セ**ン(トゥッ)**フォ**ー(ム) . ブリー(ズ)　**ア**ー(スク)ヨァ　**ダ**クタートゥー　**フィ**(ル)イッ**ア**ウッ　エンッ　ブ(ゥ)**リ**ンギッ**バ**ッ(ク)　ウェン**ユ**ー　カン**バ**ッ(ク)　トゥー**ダ**クリニッ(ク)　**ネ**ッ(クス)タイ(ム) .

こちらが同意書です。医師に記入していただき、次回治療院までお持ちください。

Please make sure to bring your insurance card as well.

ブリー(ズ)　メイ(ク)**シュ**ァトゥー　ブ(ゥ)**リ**ンッヨァ　イン**シュ**ァラン(ス)　**カ**ー(ドゥッ)　ア(ズ)**ウェ**(ル) .

保険証もお持ちになってください。

Please read this information on insurance.

ブリー(ズ)　(ゥ)**リ**ーディ(ス)　インフォ**メ**イション　オンイン**シュ**ァラン(ス) .

保険について、詳しくはこのお知らせをご覧ください。

（保険の説明は第6章p.150 ～ 152参照）

We don't accept insurance.

ウィ**ド**ーンッ　ア(ク)**セ**(ブトゥッ)　イン**シュ**ァラン(ス) .

保険の取り扱いはしていません。

Lesson 11-2 海外の保険の場合

We do not bill insurance companies directly or accept co-payments.

ウィー ドゥー**ナッ** ビ(ル) イン**シュ**ァラン(ス) **カ**ンパニー(ズ) ディ(ゥ)**レッ**(ク)リー オァ ア(ク)**セ**(プトゥッ) **コ**ゥペイメンツ.

当院は直接海外の保険会社へ請求したり、Co-payment（保険会社から決められている一定の患者の自己負担額）でお支払いいただくことはできません。

Please check your insurance plan for the details of your coverage.

プリー(ズ) **チェッ**(ク)ヨァ イン**シュ**ァラン(ス) **プ**ラン フォァダ **ディ**ーテイ(ルス) オ(ヴ)ヨァ **カ**ヴァ(ゥ)レッ(ジ).

まずご自身の保険の内容についてご確認ください。

If your insurance plan covers acupuncture treatments you have in Japan, send the receipts we issue to your insurance company and ask for reimbursement.

イフヨァ イン**シュ**ァラン(ス) **プ**ラン **カ**ヴァー(ス) **ア**キュパンッ(ク)チャー トゥ**リー**(トゥッ)メンツ ユーハ(ヴ) イ
ン**ジャパ**ン, **セ**ンダ (ゥ)レ**スィ**ーツ ウィー**イ**シュー トゥーヨァ イン**シュ**ァラン(ス)**カ**ンパニー エンッ **ア**ー(スク)
フォァ (ゥ)**リ**ーインバー(ス)メン(トゥッ).

ご自身の保険で日本での鍼灸治療がカバーされていれば、当院の領収書を保険会社に送って、償還の請求をしてください。

You still need to pay for the treatment at each visit.

ユー**スティ**(ル) **ニ**ートゥー **ペ**イフォァダ トゥ**リー**(トゥッ)メンツ アッ**イ**ーチ **ヴィ**ズィッ(トゥッ).

治療費は、ご来院のたびにお支払いいただく必要があります。

Situation 12 | 最後のごあいさつ

Thank you for coming in today.

センキューフォァ カミンッ**イ**ン トゥ**デ**イ.

本日はご来院ありがとうございました。

See you next week.
スィーユー ネッ(クス)ウィー(ク).
それではまた来週。

You're welcome. / My pleasure.
ヨァウェ(ル)カ(ム). マイ プレジャー
（患者さんに"Thank you"と言われたら）どういたしまして。

I am glad I could help.
アイア(ム) グラッ(ドゥッ) アイクッ ヘ(ルプッ).
お役に立ててよかったです。

I hope you feel better soon.
アイ ホー(プ)ユー フィー(ル)ベター スーン.
早くよくなるといいですね。

Take care. / Odaijini.
テイッケア. オダイジニ.
お大事に。

We look forward to seeing you at your next appointment.
ウィー ルッ(ク)フォーワートゥー スィーインッユー アッヨァ ネッ(クス)タポイン(トゥッ)メンッ.
また次回のご来院でお会いできるのを楽しみにしています。

Would you like me to call a taxi for you?
ウジュ ライ(ク)ミートゥー コーラ タ(ク)スィー フォァユー？
タクシーをお呼びしましょうか？

Would you like to lie down for a while before going home?

ウ**ジュライ**（ク）トゥー　ライ**ダ**ウン　フォァア**ワイ**（ル）　ビ**フォ**ァ　ゴーインホー（ム）？

少し横になってから帰られますか？

Do you have anyone who can come pick you up?

ドゥ**ユー**ハ（ヴ）　**エ**ニワン　**フー**キャンカ（ム）　**ピッ**（ク）ユー**アッ**（プ）？

どなたか迎えに来てくださる方はいますか？

May I call your emergency contact?

メ**アイ**　**コー**（ル）ヨァ　イ**マー**ジェンスィー　**カ**ンタッ（クトゥッ）？

緊急連絡先の方に連絡させていただいてよろしいですか？

I will take you to a nearby hospital (clinic).

ア**アイ**ウィ（ル）　**テイ**（ク）ユー トゥーア　**ニ**アバイ　**ホー**スピトー（ク**リ**ニッ（ク））．

近くの病院（医院）にお連れいたします。

Would you like me to call an ambulance?

ウ**ジュ**　**ライ**（ク）ミートゥー　**コー**レン　**ア**ンビュラン（ス）？

救急車を呼びましょうか？

I called an ambulance for you.

アイ　**コー**（ル）デン　**ア**ンビュラン（ス）　フォァ**ユー**．

救急車を呼びました。

第4章
東西両医学 英単語集780

前章のフレーズ集に続いて、第4章では医療にかかわる英単語を紹介します。この英単語集に収録している語句は、身体各部の名称や疾患・症状の名前など一般的な医学用語だけではありません。「鍼灸マッサージ師のための」と銘打っているように、東洋医学独自の用語をも多数掲載しています。「皮内鍼」や「灸頭鍼」といった治療法から、五行の色体表、気血・津液、経絡経穴などにかかわる語を英語で何と言うのか、ぜひ確認してみてください。

Field ① 鍼灸マッサージ関連

Category 1 補完医療と健康法 Complementary Medicine and Health Approaches

acupuncture treatment アキュパンッ(ク)チャー　トゥリー(トゥッ)メンッ	鍼治療
moxibustion treatment モキスィバスチョン　トゥリー(トゥッ)メン **moxa treatment** モクサ　トゥリー(トゥッ)メン	灸治療
massage マッサージ **bodywork** バディーワーッ(ク)	マッサージ治療
Chinese herbal medicine チャイニー(ズ)　アーボー　メディスン **Kampo** カンポー	漢方療法
Oriental medicine オリエントー　メディスン	東洋医学
traditional Chinese medicine トゥラディショノー　チャイニー(ズ)　メディスン	中国伝統医学
homeopathy ホミオパスィー	ホメオパシー
Ayurveda アーユーヴェーダ **Ayurvedic medicine** アーユーヴェディッ(ク)　メディスン	アーユルヴェーダ
physical therapy フィズィコー　セ(ゥ)ラピー	理学療法
manual therapy マニュオー　セ(ゥ)ラピー	徒手療法
osteopathy オスティオパスィー	オステオパシー

chiropractic カイロプ(ゥ)**ラ**(ク)ティッ(ク)	カイロプラクティック
movement therapy **ムー**(ヴ)メンッ(トゥッ)　**セ**(ゥ)ラピー	運動療法
Tai Chi Chuan タイチー　チュアン	太極拳
Qigong チー　ゴーッン	気功
yoga **ヨ**ガ	ヨガ
pilates ピ**ラ**ティー(ス)	ピラティス

Category 2　補完医療施術者・医療従事者 Complementary Medicine Practitioners / Health Care Professionals

licensed acupuncturist **ラ**イセン(スドゥッ)　**ア**キュパンッ(ク)チャリ(ストゥッ) **acupuncturist** **ア**キュパンッ(ク)チャリ(ストゥッ)	鍼灸師
licensed massage therapist **ラ**イセン(スドゥッ)　マッ**サ**ー(ジ)　**セ**(ゥ)ラピ(ストゥッ) **massage therapist** マッ**サ**ー(ジ)　**セ**(ゥ)ラピ(ストゥッ)	マッサージ師
licensed Judo therapist **ラ**イセン(スドゥッ)　ジュード−　**セ**ラピ(ストゥッ) **Judo therapist** ジュード−　**セ**(ゥ)ラピ(ストゥッ)	柔道整復師
chiropractor **カイ**(ゥ)ロブ(ゥ)ラ(ク)ター	カイロプラクター
physical trainer **フィ**ズィコー　トゥ**レ**イナー	フィジカルトレーナー
(medical) doctor **メ**ディコー　**ダ**クター **physician** フィ**ズィ**シャン	医師
nurse **ナ**ー(ス)	看護師
pharmacist **ファ**ーマスィ(ストゥッ)	薬剤師

physical therapist ／ PT フィズィコー　**セ**(ゥ)ラピ(ストゥッ)／ピーティー **physiotherapist** フィズィオ **セ**(ゥ)ラピ(ストゥッ)	理学療法士
emergency medical technician イマージェンスィー　**メ**ディコー　テ(ク)**ニ**シャン	救急救命士

Category 3 鍼の種類 Modalities of Acupuncture

acupuncture needle **ア**キュパンッ(ク)チャー　ニードー	鍼
electro-acupuncture エ**レ**(ク)トゥロ　**ア**キュパンッ(ク)チャー	低周波鍼通電療法・パルス療法
warming needle **ワ**ーミンッ(グ)　ニードー **warm-needle moxibustion** ワー(ム)ニードー　モキスィ**バ**スチョン	灸頭鍼
facial cosmetic acupuncture **フェ**イショー　カス**メ**ティッ(ク)　**ア**キュパンッ(ク)チャー	美容鍼
intradermal needle ／ subcutaneous needle イントゥラ**ダ**ーモー　ニードー／サ(ブ)キュー**テ**イニア(ス)	皮内鍼
press needle プ(ゥ)**レ**(ス)　ニードー **press-tack needle** プ(ゥ)**レ**(ス) タッ(ク)　ニードー	円皮鍼
plum-blossom needle プ**ラ**(ム) プ**ロ**ッサ(ム)　ニードー **Seven-star needle** **セ**ヴン スター　ニードー **cutaneous needle** キュー**テ**イニア(ス)　ニードー	梅花鍼
ear acupuncture イヤー　**ア**キュパン(ク)チャー **auricular acupuncture** オー(ゥ)**リ**キュラー　**ア**キュパン(ク)チャー	耳鍼
three-edged needle スリー **エ**ッ(ジドゥッ)　ニードー	三稜鍼
non-insertive acupuncture ノンイン**サ**ーティ(ヴ)　**ア**キュパン(ク)チャー	接触鍼

Tei-shin テイシン **pressure needle** プ(ゥ)**レ**ッシャー　ニードー	鍉鍼
rolling drum (ゥ)**ロ**ーリンッ(グ)　ドゥ**ラ**(ム)	ローラー鍼・車鍼
ear seed **イ**ヤー　ス**ィ**ー(ドゥッ) **vaccaria seed** ヴァッ**カ**リア　ス**ィ**ー(ドゥッ)	王不留行子

Category 4　鍼の部位　Needle Parts

handle **ハ**ンドー	鍼柄
root (ゥ)**ル**ー(トゥッ)	鍼根
body **バ**ディー	鍼体
tip **ティ**ッ(プ)	鍼尖

Category 5　鍼の技術　Acupuncture Techniques

inserting the needle インサーティンッ(グ)　ダ　ニードー **needling** ニー(ドゥッ)リンッ(グ)	刺鍼
withdrawing the needle ウィ(ス)ドゥ**ロ**ーインッ(グ)　ダ　ニードー	抜鍼
retaining the needle (ゥ)リ**テ**イニンッ(グ)　ダ　ニードー	置鍼
perpendicular insertion パーペン**ディ**キュラー　イン**サ**ーション	直刺
oblique insertion オ(ブ)**リ**ー(ク)　イン**サ**ーション	斜刺
horizontal insertion ホ(ゥ)リ**ゾ**ントー　イン**サ**ーション	横刺（水平刺）
lifting and thrusting **リ**(フ)ティンッ(グ)　エンッ　ス(ゥ)**ラ**(ス)ティンッ(グ)	雀啄

rotating and twirling (ゥ)**ロ**ーテイティンッ(グ)　エンッ　トゥ**ワ**ーリンッ(グ)	旋捻術
bloodletting ブラッ(ドゥッ)**レ**ティン(グ) **bleeding technique** ブリーディン(グ)　テ(ク)**ニ**ー(ク)	瀉血・刺絡
fire needle acupuncture **ファ**イヤー　**ニ**ードー　**ア**キュバンッ(ク)チャー **fire needling** **ファ**イヤー　**ニ**ー(ドゥッ)リンッ(グ)	火鍼
dry needling ドゥ**ラ**イ　**ニ**ー(ドゥッ)リンッ(グ)	ドライニードリング
trigger point therapy トゥ**リ**ガー　**ポ**インッ(トゥッ)　**セ**(ゥ)ラピー	トリガーポイント療法
pediatric acupuncture ピディ**ア**トゥリッ(ク)　**ア**キュバンッ(ク)チャー **shoni-shin** ショーニシン	小児鍼

Category 6 灸の種類 Modalities of Moxibustion

non-scarring moxibustion ノンス**カ**ー(ゥ)リン(グ)　モキスィ**バ**スチョン	無痕灸
non-scarring moxibustion with moxa cones ノンス**カ**ー(ゥ)リン(グ)　モキスィ**バ**スチョン　ウィ(ズ)　**モ**クサコゥン(ズ)	知熱灸
indirect moxibustion **(with ginger／salt／garlic／aconite)** インディ(ゥ)**レ**(クトゥッ)　モキスィ**バ**スチョン 　ウィ(ズ)　**ジ**ンジャー，**ソ**ル(トゥッ)，**ガ**ーリッ(ク)，**ア**コナイ(トゥッ)	隔物灸 （ショウガ、塩、ニンニク、附子餅）
moxa stick **モ**クサ　ス**ティ**ッ(ク) **moxa pole** **モ**クサ　**ポ**ー(ル)	棒灸
scarring moxibustion ス**カ**ー(ゥ)リンッ(グ)　モキスィ**バ**スチョン	有痕灸
direct moxibustion ディ(ゥ)**レ**(クトゥッ)　モキスィ**バ**スチョン	透熱灸
moxa cone **モ**クサ　**コ**ゥン	円錐形のもぐさ

rice-grain moxa （ゥ）ライ（ス）　グ（ゥ）レイン　モクサ	米粒大のもぐさ
stick-on moxa スティッ（ク）オン　モクサ **self-sticking moxa roll** セ（ルフ）スティッキンッ（グ）　モクサロール	台座灸
smokeless needle moxa cone スモゥ（ク）レ（ス）　ニードー　モクサ　コゥン	無煙の灸頭鍼用もぐさ
moxa box モクサ　ボッ（クス）	箱灸
loose moxa ルー（ス）　モクサ **moxa floss** モクサ　フロー（ス）	もぐさ

Category 7　マッサージ・徒手療法 Massage / Manual Therapies

shiatsu シアツ **acupressure** アキュプ（ゥ）レッシャー	指圧
Anma traditional Japanese massage アンマ　トゥラディショノー　ジャパニーズ　マッサー（ジ） **traditional Japanese massage** トゥラディショノー　ジャパニーズ　マッサー（ジ）	あん摩
myofascial release マイオファッシオー　（ゥ）リリー（ス）	筋膜リリース
Thai massage タイ　マッサー（ジ）	タイ式マッサージ
Swedish massage スウェディッシュ　マッサー（ジ）	スウェーデン式マッサージ
aromatherapy massage ア（ゥ）ローマセ（ゥ）ラピー　マッサー（ジ）	アロマセラピーマッサージ
hot stone massage ハッ（トゥッ）　ストーン　マッサー（ジ）	ホットストーンマッサージ
deep-tissue massage ディー（プ）ティシュー　マッサー（ジ）	ディープティシューマッサージ
reflexology （ゥ）リフレ（ク）ソロジー	リフレクソロジー・足つぼマッサージ

sports massage スポー（ツ）　マッサー（ジ）	スポーツマッサージ
chair massage **チェア**　マッサー（ジ）	チェアマッサージ
lymphatic massage リン**ファ**ティッ（ク）　マッサー（ジ）	リンパマッサージ ・リンパドレナージ
craniosacral therapy ク（ゥ）**レ**ィニオ　**セ**イク（ゥ）ロー　**セ**（ゥ）ラピー	頭蓋仙骨療法（クラニオ セイクラルセラピー）

Category 8 　その他の治療法・技術 Other Treatment Modalities

cupping **カ**ッピンッ（グ）	吸角・吸玉
gua sha グァ　シャ	かっさ
taping **テ**イピンッ（グ）	テーピング
stretching ストゥ**レ**ッチンッ（グ）	ストレッチ
rehabilitation （ゥ）リハビリ**テ**イション	リハビリ
kinesiology キネスィ**オ**ロジィー	筋反射

Category 9 　治療器具・検査器具・治療院備品 Treatments Tools & Devices / Examination Tools / Clinic

infrared lamp イン フ（ゥ）ラ（ゥ）**レ**ッ（ドゥッ）　ランプ **heat lamp** **ヒ**ー（トゥッ）**ラン**（ブ）	赤外線ランプ
electro-acupuncture device エレ（ク）トゥロー　**ア**キュパンッ（ク）チャー　ディ**ヴァ**イ（ス）	鍼電極低周波治療器
low frequency electrical muscle stimulator ロー　フ（ゥ）**リー**クェンスィー　エ**レ**ットゥリコー　**マ**ッソー　ス**ティ**ミュレイター	低周波治療器
heating pad **ヒ**ーティンッ（グ）　**パ**ッ（ドゥッ）	ヒートパック
ice pack **ア**イス　パッ（ク）	氷嚢（アイスパック）

hot pack / hot compress ハッ（トゥッ）　パッ（ク）　　ハッ（トゥッ）　コン（プ）（ゥ）レ（ス）	温感パック
cold pack / cold compress コー（ルドゥッ）　パッ（ク）　　コー（ルドゥッ）　コン（プ）（ゥ）レ（ス）	冷感パック
hot water bottle ハッ（トゥッ）　ワーター　バトー	湯たんぽ
elbow support / knee support エルボゥ　サポー（トゥッ）　　　ニー　サポー（トゥッ） **elbow band / knee band** エルボゥ　バーン（ドゥッ）　　　ニー　バーン（ドゥッ） **elbow brace / knee brace** エルボゥ　ブ（ゥ）レイ（ス）　　　ニー　ブ（ゥ）レイ（ス）	肘サポーター・膝サポーター
back support belt バッ（ク）　サポー（トゥッ）　ベ（ルトゥッ） **lower back support belt** ロゥワー　バッ（ク）　サポー（トゥッ）　ベ（ルトゥッ） **lumbar support belt** ランバー　サポー（トゥッ）　ベ（ルトゥッ）	コルセット
blood pressure monitor ブラッ（ドゥッ）　プ（ゥ）レッシャー　モニター	血圧計
thermometer サーモメター	体温計
stethoscope ステソスコー（プ）	聴診器
percussion hammer パーカッション　ハマー **reflex hammer** （ゥ）リーフレッ（クス）　ハマー	打診器
tuning fork テューニンッ（グ）　フォー（ク）	音叉
disinfection ディ（ス）インフェ（ク）ション	消毒
alcohol swab ア（ル）コホー　スワッ（ブ）	アルコール綿花
autoclave オウトークレイ（ヴ）	高圧蒸気滅菌器 （オートクレーブ）
ultraviolet sterilizer cabinet アルトゥラヴァイオレッ（トゥッ）　スター（ゥ）リライザー　キャビネッ（ト） **UV sterilizer cabinet** ユーヴィー　スター（ゥ）リライザー　キャビネッ（ト）	紫外線殺菌保管庫

treatment table トゥリー（トゥッ）メンツ　テイボー **massage table** マッサー（ジ）　テイボー	治療ベッド
pillow ピロゥ	枕
face cushion フェイ（ス）　クッション	フェイスクッション
chest pillow チェスッ（トゥッ）　ピロゥ	胸当て
leg cushion レッ（グ）　クッション	足置きクッション
patient gown ペイシェン（トゥッ）　ガウン	患者着
massage oil マッサー（ジ）　オイ（ル）	マッサージオイル
massage lotion マッサー（ジ）　ローション	マッサージローション
massage cream マッサー（ジ）　ク（ゥ）リー（ム）	マッサージクリーム
massage powder マッサー（ジ）　パウダー	マッサージパウダー
essential oil エッセンショー　オイ（ル）	エッセンシャルオイル

Category 10　治療院・治療関連 Other Treatment and Clinic Related Words

acupuncture clinic アキュパンツ（ク）チャー　クリニッ（ク） **acupuncture office** アキュパンツ（ク）チャー　オフィー（ス）	鍼灸治療院
house call ハウ（ス）　コー（ル）	出張治療
appointment アポインツ（トゥッ）メンツ	予約
initial visit イニショー　ヴィズィッ（トゥッ） **first visit** ファー（ストゥッ）　ヴィズィッ（トゥッ）	初診

follow-up visit フォロウ アッ(ブ)　**ヴィ**ズィッ(トゥッ) **routine visit** (ゥ)ルー**ティー**ン　**ヴィ**ズィッ(トゥッ)	再診
initial evaluation fee イニショー　エヴァリュ**エ**イション　**フィ**ー **initial consultation fee** イニショー　カンソー**テ**イション　**フィ**ー	初診料
fee **フィ**ー	治療費
new patient ニュー　ペイシェン(トゥッ)	新規患者
regular patient (ゥ)**レ**ギュラー　ペイシェン(トゥッ) **returning patient** (ゥ)リ**ター**ニンッ(グ)　ペイシェン(トゥッ)	再来患者
patient ID card ペイシェン(トゥッ)　アイディー　**カ**ー(ドゥッ)	診察券 （海外にはあまりない）
(new patient) health history form ニュー　ペイシェン(トゥッ)　ヘ(ルス)　**ヒ**ストゥリー　**フォ**ー(ム)	問診表
informed consent for acupuncture treatment イン**フォ**ー(ムドゥッ)　カン**セ**ン(トゥッ)　フォァ　**ア**キュパンッ(ク)チャートゥリー(トゥッ)メンツ	鍼灸施術の同意書
intake form イン**テ**イ(ク)　**フォ**ー(ム)	カルテ
insurance イン**シュ**ア(ゥ)ラン(ス)	保険
duty of confidentiality **デュ**ーティー　オ(ヴ)　カンフィデンシ**ア**リティ	守秘義務
informed consent イン**フォ**ー(ムドゥッ)　カン**セ**ン(トゥッ)	インフォームド・コンセント
history taking **ヒ**ストゥリー　**テ**イキンッ(グ) **medical interview** **メ**ディコー　**イ**ンタヴュー	問診

main concern メイン　カン**サー**ン **main problem** メイン　プ(ゥ)**ロ**プレ(ム) **main complaint** メイン　カン(プ)**レ**インッ(トゥッ) **main issue** メイン　**イ**シュー	主訴
symptom ス**ィ**ン(プ)ト(ム)	症状
current health condition **カ**ー(ゥ)レン(トゥッ)　ヘ(ルス)　カン**ディ**ション	現在の健康状態
medical history メディコー　**ヒ**ストゥリー	既往歴
allergy **ア**ルージー	アレルギー
constitution カンスティ**テュ**ーション	体質
physical examination **フィ**ジコー　エ(ク)ザミ**ネ**イション	検査
diagnosis ダイア(グ)**ノ**ウスィ(ス)	診断
treatment トゥリー(トゥッ)メンツ	治療
treatment options トゥリー(トゥッ)メンツ　**オ**(プ)ション(ズ)	治療法の選択
prognosis プ(ゥ)ロ(グ)**ノ**ウスィ(ス)	予後
after effect **ア**フター　エ**フェ**(クトゥッ)	後遺症
side effect **サ**イ(ドゥッ)　エ**フェ**(クトゥッ)	副作用
complications カンプリ**ケ**イション(ズ)	合併症
healing crisis ヒーリンッ(グ)　ク(ゥ)**ラ**イスィス **flare-up** フレァ　ア(プ) **healing reactions** ヒーリンッ(グ)　(ゥ)リ**ア**(ク)ション(ズ)	好転反応

self-healing ability セ(ルフ) ヒーリンッ(グ)　アビリティー	自己治癒力
immune system イミューン　スィステ(ム)	免疫機構
autonomic nerves オウトーノミッ(ク)　ナーヴ(ス)	自律神経
sympathetic nerves シィンパセティッ(ク)　ナーヴ(ス)	交感神経
parasympathetic nerves パラシィンパセティッ(ク)　ナーヴ(ス)	副交感神経
complementary medicine カンプリメンタ(ゥ)リー　メディスン	補完医療
alternative medicine オ(ル)ターナティ(ヴ)　メディスン	代替医療
integrative medicine インテグ(ゥ)ラティ(ヴ)　メディスン	統合医療
conventional medicine カンヴェンショノー　メディスン **Western medicine** ウェ(ス)タン　メディスン	西洋医学

Category 1　五行の色体表　Table of Five Element correspondences

五行 Phases フェイズィ(ズ)	木 Wood ウッ(ドゥッ)	火 Fire ファイヤー	土 Earth アー(ス)	金 Metal メトー	水 Water ワーター	
五臓 Yin Organs イン　オーギャン (ズ)	肝 Liver リヴァー	心 Heart ハー(トゥッ)	脾 Spleen ス(プ)リーン	肺 Lungs ラング(ス)	腎 Kidneys キッ(ドゥッ)ニー (ズ)	心包 Pericardium ペ(ゥ)リカーディア (ム)
六腑 Yang Organs ヤンツ オーギャン(ズ)	胆 Gall Bladder ギャ(ル)　ブラダー	小腸 Small Intestine スモー(ル) インテ(ス)ティン	胃 Stomach ストマッ(ク)	大腸 Large Intestine ラー(ジ) インテ(ス)ティン	膀胱 Bladder ブラダー	三焦 The Triple Burner ダ　トゥリポー バーナー
五味 Tastes テイ(スツ)	酸 Sour サワー	苦 Bitter ビター	甘 Sweet スウィー(トゥッ)	辛 Pungent/ Spicy パンジェン(トゥッ) /スパイスィー	鹹 Salty ソ(ル)ティー	
五気・五悪 Climates クライメイ(ツ)	風 Wind ウィン(ドゥッ)	暑 Heat ヒー(トゥッ)	湿 Dampness ダン(プ)ネ(ス)	燥 Dryness ドゥライネ(ス)	寒 Cold コー(ルドゥッ)	
五季 Seasons スィーズン(ズ)	春 Spring スプ(ゥ)リンッ(グ)	夏 Summer サマー	長夏 Late summer レイ(トゥッ) サマー	秋 Autumn オウタ(ム)　.	冬 Winter ウィンター	
五志 Emotions エモウション(ズ)	怒 Anger アンガー	喜 Joy ジョイ	思 Worry / Pensive- ness ウォー(ゥ)リー / ペンシ(ヴ)ネ(ス)	悲・憂 Sadness / Grief サッ(ドゥッ)ネ(ス) / グリーフ	恐・驚 Fear フィヤー	
五化 Develop- ment Stages ディヴェロッ(プ)メ ン(トゥッ) ステイ(ジス)	生 Birth バー(ス)	長 Growth グ(ゥ)ロウ(ス)	化 Transfor- mation トゥラン(ス)フォー メイション	収 Harvest ハーヴェ(ストゥッ)	蔵 Storage ストウレッ(ジ)	
五主 Tissues ティシュー(ズ)	筋 Sinews / Tendons スィニュー(ズ) / テンドゥン(ズ)	血脈 Blood Vessels / Pulse ブラッ(ドゥッ)ヴェッ ソー(ス) /ポ(ルス)	肌肉 Muscles / Flesh マッソー / フレッシュ	皮毛 Skin スキン	骨 Bones ボウン(ズ)	
五官 Orifice / Sense Organs オ(ゥ)リフィ(ス) / セン(ス) オーギャン(ズ)	目 Eyes アーイ(ズ)	舌 Tongues ターング(ス)	口 Mouth マウ(ス)	鼻 Nose ノウ(ズ)	耳 Ears イヤー(ズ)	

五色	青	赤	黄	白	黒
Color カラー	**Blue / Green** ブルー / グ(ゥ)リーン	**Red** (ゥ)**レ**ッ(ドゥッ)	**Yellow** イ**エ**ロー	**White** ワイッ(トゥッ)	**Black** ブ**ラ**ッ(ク)
五液	涙	汗	涎	涕	唾
Body Fluid バディー フ**ルー**イッ(ドゥッ)	**Tears** ティアー(ズ)	**Sweat/ Perspiration** ス**ウェ**ッ(トゥッ) / パースピ(ゥ)**レ**イ ション	**Thick saliva** ス**ィ**ッ(ク) サライヴァ	**Mucus** ミュー(カス)	**Spittle / Excess saliva** ス**ピ**トー / エ(ク)**セ**(ス) サライヴァ
五方	東	南	中央	西	北
Direction ディ(ゥ)**レ**(ク) ション	**East** **イー**ス(トゥッ)	**South** **サ**ウ(ス)	**Center** センター	**West** ウ**エ**(ストゥッ)	**North** **ノー**(ス)

Category 2　基礎用語 Basic Term

Yin and Yang イン　エンツ　**ヤ**ンツ	陰陽
Harmony between man and nature ハーモニー　ビトゥ**ウィー**ン　**マ**ン　エンツ　ネイチャー	天人合一
Vital energy **ヴァ**イトー　**エ**ナジー **Life force** **ラ**イフ　**フォ**ース **Qi** チー	気
Blood ブ**ラ**ッ(ドゥッ)	血
Body fluid バ**ディ**ー　フ**ルー**イッ(ドゥッ)	津液
Mind **マ**イン(ドゥッ) **Spirit** ス**ピ**リッ(トゥッ) **Shen** シェン	神
Essence **エ**ッセン(ス)	精
Original qi オ(ゥ)**リ**ジノー　チー **Source qi** **ソ**ー(ス)　チー **Yuan qi** **ユ**アン　チー	元気・原気

Gathering qi **ギャ**ダ（ゥ）リンッ（グ）　チー **Ancestral qi** アン**セ**（ス）トゥロー　チー	宗気
Nutritive qi **ニュ**ートゥリティ（ヴ）　チー	営気
Defensive qi ディ**フェ**ンスィ（ヴ）　チー	衛気
Former heaven (Prenatal) essence **フォ**ーマー　**ヘ**（ヴ）ン　プ（ゥ）リ**ネ**イトー　**エ**ッセン（ス）	先天の精
Latter heaven (Postnatal) essence **ラ**ター　**ヘ**（ヴ）ン　**ポ**ウ（ストゥッ）**ネ**イトー　**エ**ッセン（ス）	後天の精
Yellow Emperor's Classic of Internal Medicine **イエ**ロー　**エ**ンペ（ゥ）ラー（ズ）　**ク**ラスィッ（ク）　**オ**（ヴ）　イン**ター**ノー　**メ**ディスン **Nei jing** **ネ**イ　ジンッ	『黄帝内経』
Su wen **ス**ー　**ウェ**ン	『素問』
Ling shu **リ**ンッ　**シュ**ー	『霊枢』

Acu-points **ア**キュポイン（ツ） **Meridian points** メ（ゥ）**リ**ディアン　**ポ**イン（ツ）	経穴（ツボ）
Extra points **エ**（クス）トゥラ　**ポ**イン（ツ）	奇穴
Channels **チャ**ンノー（ス） **Meridians** メ（ゥ）**リ**ディアン（ズ）	経絡
Main channels **メ**イン　**チャ**ンノー（ス）	経脈
Collaterals channels コラテ（ゥ）ロー（ス）　**チャ**ンノー（ス）	絡脈
Divergent channels ダイ**ヴァ**ージェン（トゥッ）　**チャ**ンノー（ス）	経別

Sinew channels スィニュー　チャンノー(ス)	経筋
Cutaneous regions キューテイニア(ス)　(ゥ)リージョン(ズ)	皮部
Extraordinary vessels エ(クス)トゥローディナリー　ヴェッソー(ズ)	奇経
The Twelve Primary Channels ダ　トゥウェ(ルヴ)　ブ(ゥ)ライマ(ゥ)リー　チャンノー(ス)	正経十二経脈
Lung Meridian ラーンッ(グ)　メ(ゥ)リディアン **Lung Channel of Hand Supreme Yin (Taiyin)** ラーンッ(グ)　チャンノー　オ(ヴ)　ハン(ドゥッ)　スブ(ゥ)リー(ム)　イン　タイイン	手の太陰肺経（LU）
Large Intestine Meridian ラージ　インテ(ス)ティン　メ(ゥ)リディアン **Large Intestine Channel of Hand Yang brightness (Yang ming)** ラージ　インテ(ス)ティン　チャンノー　オ(ヴ)　ハン(ドゥッ)　ヤンッ　ブ(ゥ)ライッ(トゥッ)ネ(ス)　ヤンミン	手の陽明大腸経(LI)
Stomach Meridian ストマッ(ク)　メ(ゥ)リディアン **Stomach Channel of Foot Yang Brightness (Yang ming)** ストマッ(ク)　チャンノー　オ(ヴ)　フッ(トゥッ)　ヤンッ　ブ(ゥ)ライ(トゥッ)ネ(ス)　ヤンミン	足の陽明胃経(ST)
Spleen Meridian ス(プ)リーン　メ(ゥ)リディアン **Spleen Channel of Foot Supreme Yin (Taiyin)** ス(プ)リーン　チャンノー　オ(ヴ)　フッ(トゥッ)　スブ(ゥ)リー(ム)　イン　タイイン	足の太陰脾経(SP)
Heart Meridian ハー(トゥッ)　メ(ゥ)リディアン **Heart Channel of Hand Lesser Yin (Syaoyin)** ハー(トゥッ)　チャンノー　オ(ヴ)　ハン(ドゥッ)　レサー　イン　シャオイン	手の少陰心経(HE)
Small Intestine Meridian スモー(ル)　インテ(ス)ティン　メ(ゥ)リディアン **Small Instestine Channel of Hand Greater Yang (Taiyang)** スモー(ル)　インテ(ス)ティン　チャンノー　オ(ヴ)　ハン(ドゥッ)　グ(ゥ)レイター　ヤンッ　タイヤンッ	手の太陽小腸経(SI)
Bladder Meridian ブラダー　メ(ゥ)リディアン **Bladder Channel of Foot Greater Yang (Taiyang)** ブラダー　チャンノー　オ(ヴ)　フッ(トゥッ)　グ(ゥ)レイター　ヤンッ　タイヤンッ	足の太陽膀胱経(BL/UB)

Kidney Meridian キッ(ドゥッ)ニー　メ(ゥ)リディアン **Kidney Channel of Foot Lesser Yin (Shaoyin)** キッ(ドゥッ)ニー　チャンノー　オ(ヴ)　フッ(トゥッ)　レサー　イン　シャオイン	足の少陰腎経(KI)
Pericardium Meridian ペ(ゥ)リカーディア(ム)　メ(ゥ)リディアン **Pericardium Channel of Hand Absolute Yin (Jueyin)** ペ(ゥ)リカーディア(ム)　チャンノー　オ(ヴ)　ハン(ドゥッ)　ア(ブ)ソルー(トゥッ)　イン　ジュエイン	手の厥陰心包経(PC/PE)
Triple Energizer meridian トゥリボー　エナジャイザー　メ(ゥ)リディアン **Triple Burner Channel of Hand Lesser Yang (Shaoyang)** トゥリボー　バーナー　チャンノー　オ(ヴ)　ハン(ドゥッ)　レサー　ヤンッ　シャオヤンッ **Sanjiao Channel of Hand Lesser Yang (Shaoyang)** サンジャオ　チャンノー　オ(ヴ)　ハン(ドゥッ)　レサー　ヤンッ　シャオヤンッ	手の少陽三焦経(TB/SJ)
Gallbladder Meridian ギャ(ル)ブラダー　メ(ゥ)リディアン **Gallbladder Channel of Foot Lesser Yang (Shaoyang)** ギャ(ル)ブラダー　チャンノー　オ(ヴ)　フッ(トゥッ)　レサー　ヤンッ　シャオヤンッ	足少陽胆経(GB)
Liver Meridian リヴァー　メ(ゥ)リディアン **Liver Channel of Foot Absolute Yin (Jueyin)** リヴァー　チャンノー　オ(ヴ)　フッ(トゥッ)　ア(ブ)ソルー(トゥッ)　イン　ジュエイン	足厥陰肝経(LR/LIV/LV)
The Eigth Extraordinary Vessels ディ　エイ(ス)　エ(クス)トゥローディナリー　ヴェッソー(ス)	奇経八脈
Governor vessel ガヴァナー　ヴェッソー **Governing vessel** ガヴァニンッ(グ)　ヴェッソー **Du mai** ドゥー　マイ	督脈 (DU/GV)
Directing vessel ディ(ゥ)レ(ク)ティンッ(グ)　ヴェッソー **Conception vessel** コンセ(プ)ション　ヴェッソー **Ren mai** (ゥ)レン　マイ	任脈 (REN/DV/CV)

Penetrating vessel ペネトゥレイティン（グ）　ヴェッソー **Chong mai** チョンッ　マイ	衝脈
Girdle vessel ガードー　ヴェッソー **Dai mai** ダイ　マイ	帯脈
Yin motility vessel イン　モウティリティー　ヴェッソー **Yin Stepping vessel** イン　ステッピン（グ）　ヴェッソー **Yin qiao mai** イン　チャオ　マイ	陰蹻脈
Yang motility vessel ヤンッ　モウティリティー　ヴェッソー **Yang Stepping vessel** ヤンッ　ステッピン（グ）　ヴェッソー **Yang qiao mai** ヤン　チャオ　マイ	陽蹻脈
Yin linking vessel イン　リンキン（グ）　ヴェッソー **Yin wei vessel** イン　ウェイ　ヴェッソー **Yin wei mai** イン　ウェイ　マイ	陰維脈
Yang linking vessel ヤンッ　リンキンッ（グ）　ヴェッソー **Yang wei vessel** ヤンッ　ウェイ　ヴェッソー **Yang wei mai** ヤンッ　ウェイ　マイ	陽維脈

東西両医学 英単語集７８０

Category 4 | 診法 Diagnosis

Observation オ(ブ)ザーヴェイション	望診
Hearing and Smelling ヒヤ(ゥ)リンツ(グ)　エンッ　スメリン(グ)	聞診
Interrogation インテ(ゥ)ロゲイション	問診
Palpation パ(ル)ペイション	切診
Pulse diagnosis ポ(ルス)　ダイア(グ)ノウスィ(ス)	脈診
Tongue diagnosis ターンッ(グ)　ダイア(グ)ノウスィ(ス)	舌診
Abdominal palpation ア(ブ)ドミノー　パ(ル)ペイション	腹診

Category 5 | 病因 Causes of Disease

Upright qi アッ(ブ)(ゥ)ライ(トゥッ)　チー **Righteous qi** (ゥ)ライチャ(ス)　チー	正気
Pathogenic factor パソジェニッ(ク)　ファ(ク)ター	邪気
Internal cause of disease インターノー　カー(ズ)　オ(ヴ)　ディズィー(ズ)	内因
External cause of disease エ(クス)ターノー　カー(ズ)　オ(ヴ)　ディズィー(ズ)	外因
Neither Internal nor External cause ニーダー　インターノー　ノァー　エ(クス)ターノー　カー(ズ)	不内外因
External pathogen エ(クス)ターノー　パッソジェン	外邪
Qi deficiency チー　デフィシェンスィー	気虚
Qi stagnation チー　スタッ(グ)ネイション	気滞
Blood deficiency ブラッ(ドゥッ)　デフィシェンスィー	血虚

Heat in the blood ヒー（トゥッ）　インダ　ブラッ（ドゥッ）	血熱
Blood stagnation ブラッ（ドゥッ）　スタッ（グ）**ネ**イション **Blood stasis** ブラッ（ドゥッ）ステイスィ（ス）	瘀血
Deficiency of body fluids デ**フィ**シェンスィー　オ（ヴ）　**バ**ディー　フ**ルー**イッ（ドゥッ）	津液不足
Accumulation of body fluids アキューミュ**レ**イション　オ（ヴ）　**バ**ディー　フ**ルー**イッ（ドゥッ）	津液の停滞
Cold **コ**ー（ルドゥッ）	寒
Heat ヒー（トゥッ） **Hot** ハッ（トゥッ）	熱
Deficiency デ**フィ**シェンスィー **Emptiness** **エ**ン（プ）ティーネ（ス） **Vacuity** ヴァ**キュ**イティー	虚
Excess エ（ク）**セ**（ス） **Fullness** **フ**（ル）ネ（ス）	実
Exterior エ（クス）**テ**（ゥ）リアー	表
Interior イン**テ**（ゥ）リアー	裏
Phlegm フレ（ム）	痰
Retained Fluid （ゥ）リ**テ**イン（ドゥッ）　フ**ルー**イッ（ドゥッ）	飲

Category 6 施術法 Treating Methods

Treatment of root トゥ**リー**（トゥッ）メンツ　オ（ヴ）　（ゥ）**ルー**（トゥッ）	本治法
Treatment of manifestation トゥ**リー**（トゥッ）メンツ　オ（ヴ）　マニフェス**テ**イション	標治法

Reduction technique （ゥ）リ**ダ**（ク）ション　テ（ク）**ニ**ーッ（ク） **Draining technique** ドゥ**レ**イニンッ（グ）　テ（ク）**ニ**ーッ（ク）	瀉法
Tonification technique トゥニフィ**ケ**イション　テ（ク）**ニ**ーッ（ク） **Supplementation technique** サポーメン**テ**イション　テ（ク）**ニ**ーッ（ク）	補法

Category 7　要穴　Important Acu-points

The Five Transport Points ダ　**ファ**イ（ヴ）　トゥラン（ス）ポー（トゥッ）　**ポ**イン（ツ）	五兪穴
Jing-Well point ジンッ　**ウェ**（ル）　**ポ**イン（トゥツ）	井穴
Ying-Spring point インッ　ス（プ）（ゥ）**リ**ンッ（グ）　**ポ**イン（トゥツ）	榮穴
Shu-Stream point シュー　ストゥ**リ**ーム　**ポ**イン（トゥツ）	兪穴
Jing-River point ジンッ　（ゥ）**リ**ヴァー　**ポ**イン（トゥツ）	経穴
He-Sea point ハー　**ス**ィー　**ポ**イン（トゥツ）	合穴
Yuan-Source point ユアン　**ソ**ー（ス）　**ポ**イン（トゥツ）	原穴
Xi-Cleft point シー　ク**レ**（フトゥッ）　**ポ**イン（トゥツ）	郄穴
Luo-Connecting point ルオ　コ**ネ**（ク）ティンッ（グ）　**ポ**イン（トゥツ）	絡穴
Front Mu-Collecting point フ（ゥ）**ロ**ン（トゥッ）　ムー　コレクティン（グ）　**ポ**イン（トゥツ）	募穴
Back Shu-Transporting point バッ（ク）　シュー　トゥラン（ス）**ポ**ーティン（グ）　**ポ**イン（トゥツ）	背部兪穴
Eight Hui-Meeting points **エ**イ（トゥツ）　ホエ　ミーティン（グ）　**ポ**イン（ツ）	八会穴
Lower He-Sea points ローワー　ハー　**ス**ィー　**ポ**イン（ツ）	下合穴
Four Command points フォー　コマン（ドゥッ）　**ポ**イン（ツ）	四総穴

Eight Confluent points エイ（トゥッ）　カンフルエン（トゥッ）　ポイン（ツ）	八総穴
Extraordinary point エ（クス）トゥローディナリー　ポイン（トゥッ）	奇穴
Ah Shi point アーシュー　ポイン（トゥッ）	阿是穴

Category 8 脈象 Pulse

Floating pulse フローティンッ（グ）　ポ（ルス）	浮脈
Sinking pulse スィンキンッ（グ）　ポ（ルス） **Deep pulse** ディー（プ）　ポ（ルス）	沈脈
Rapid pulse （ゥ）ラピッ（ドゥッ）　ポ（ルス）	数脈
Slow pulse スロー　ポ（ルス）	遅脈
Empty pulse エン（プ）ティー　ポ（ルス）	虚脈
Full pulse フ（ル）　ポ（ルス）	実脈
String-taut pulse ストゥリンッ（グ）　ター（トゥッ）　ポ（ルス） **Wiry pulse** ワイア（ゥ）リー　ポ（ルス）	弦脈
Tight pulse タイッ（トゥッ）　ポ（ルス）	緊脈
Slippery pulse スリッパ（ゥ）リー　ポ（ルス）	滑脈
Choppy pulse チョッピー　ポ（ルス）	濇脈
Short pulse ショー（トゥッ）　ポ（ルス）	短脈
Large pulse ラー（ジ）　ポ（ルス）	大脈
Flooding pulse フラディンッ（グ）　ポ（ルス）	洪脈

Fine pulse ファイン　ポ（ルス） **Thin pulse** スィン　ポ（ルス）	細脈

Field ③ 身体の部分・内臓

Category 1 関節 Joints

shoulder joint ショー（ル）ダー　ジョイン（トゥッ）	肩関節
elbow joint エ（ル）ボゥ　ジョイン（トゥッ）	肘関節
wrist joint （ゥ）リ（ストゥッ）　ジョイン（トゥッ）	手関節
hip joint ヒッ（プ）　ジョイン（トゥッ）	股関節
knee joint ニー　ジョイン（トゥッ）	膝関節
ankle joint アンコー　ジョイン（トゥッ）	足関節

Category 2 頭部 Head

skull スカー（ル） **cranium** ク（ゥ）レイニア（ム）	頭蓋骨
top of the head トッ（プ）　オ（ヴ）　ダヘッ（ドゥッ）	頭頂部
front of the head フ（ゥ）ロン（トゥッ）　オ（ヴ）　ダヘッ（ドゥッ）	前頭部
back of the head バッ（ク）　オ（ヴ）　ダヘッ（ドゥッ）	後頭部
back of the neck バッ（ク）　オ（ヴ）　ダネッ（ク）	頚の後ろ、項

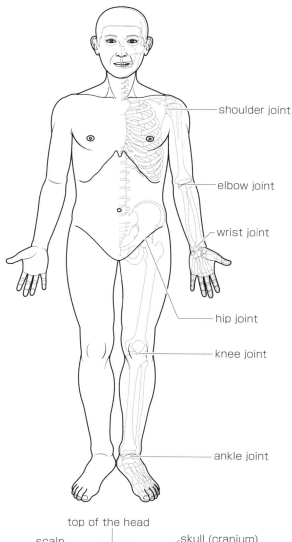

shoulder joint

elbow joint

wrist joint

hip joint

knee joint

ankle joint

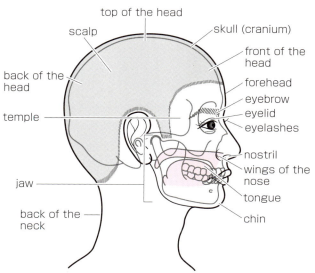

top of the head

scalp

skull (cranium)

back of the head

front of the head

forehead

eyebrow

temple

eyelid

eyelashes

nostril

wings of the nose

jaw

tongue

back of the neck

chin

Category 3 顔 Face

scalp スキャ（ルプ）	頭皮
forehead フォァヘッ（ドゥッ）	額
temple テンポー	こめかみ
eyebrow アイブ（ゥ）ラゥ	眉
eyelid アイリッ（ドゥッ）	まぶた
eyelashes アイラッシェ（ス）	まつ毛
iris アイ（ゥ）リ（ス）	虹彩
pupil ピューポー	瞳孔
nostril ナー（ス）トゥロー	鼻孔
wings of the nose ウィン（グス）　オ（ヴ）　ダノゥ（ズ）	鼻翼
chin チンッ	オトガイ （下顎の先端）
jaw ジャァー	顎
tongue ターンッ（グ）	舌

Category 4 体幹 Trunk

shoulder ショー（ル）ダー	肩
shoulder blade ショー（ル）ダー　ブレイ（ドゥッ） **scapula** スキャピュラ	肩甲骨

collarbone カラーボゥン **clavicle** クラヴィコー	鎖骨
armpit アー(ム)ピッ(トゥッ)	腋
chest チェ(ストゥッ)	胸部
nipple ニッポー	乳首
spine スパイン	脊椎
upper back アッパー　バッ(ク)	背中
rib (ゥ)リッ(ブ)	肋骨
ribcage (ゥ)リップケイ(ジ)	胸郭
breast bone ブ(ゥ)レ(ストゥッ)　ボゥン **sternum** スターナ(ム)	胸骨
cervical vertebra サーヴィコー　ヴァーテブラ	頚椎
thoracic vertebra ソラスィッ(ク)　ヴァーテブラ	胸椎
lumbar vertebra ランバー　ヴァーテブラ	腰椎
sacrum セイ(ク)(ゥ)ラ(ム)	仙骨
tailbone テイルボゥン **coccyx** カー(ク)スィッ(クス)	尾骨
sit bone スィッ(トゥッ)　ボゥン **ischium** イ(ス)キア(ム)	坐骨

pubic bone ピュービッ(ク)　ボゥン **pubis** ピュービ(ス)	恥骨
hip bone ヒッ(ブ)　ボゥン	寛骨
pelvis ペルヴィ(ス)	骨盤
ASIS エイ　エス　アイ　エス **anterior superior illiac spine** アンテ(ゥ)リアー　スペ(ゥ)リアー　**イ**リアッ(ク)　スパイン	上前腸骨棘
PSIS ピー　エス　アイ　エス **posterior superior illiac spine** ポステ(ゥ)リアー　スペ(ゥ)リアー　**イ**リアッ(ク)　スパイン	上後腸骨棘
pit of the stomach ピッ(トゥッ)　オ(ヴ)　ダ　ス**ト**マッ(ク) **epigastrium** エピ**ギャ**(ス)トゥリア(ム)	みぞおち
stomach ス**ト**マッ(ク) **abdomen** **ア**(ブ)ドゥメン	腹部
belly button ベリー　バトゥン **navel** **ネ**イヴォー	臍
hip ヒッ(ブ)	股関節周囲
lower back ロゥワー　バッ(ク)	腰
groin グ(ゥ)**ロ**ーイン	鼠径部
buttock バトッ(ク)	殿部
gluteus muscle グルーティアス　**マ**ッソー	殿筋
genitals ジェニトー(ス)	陰部

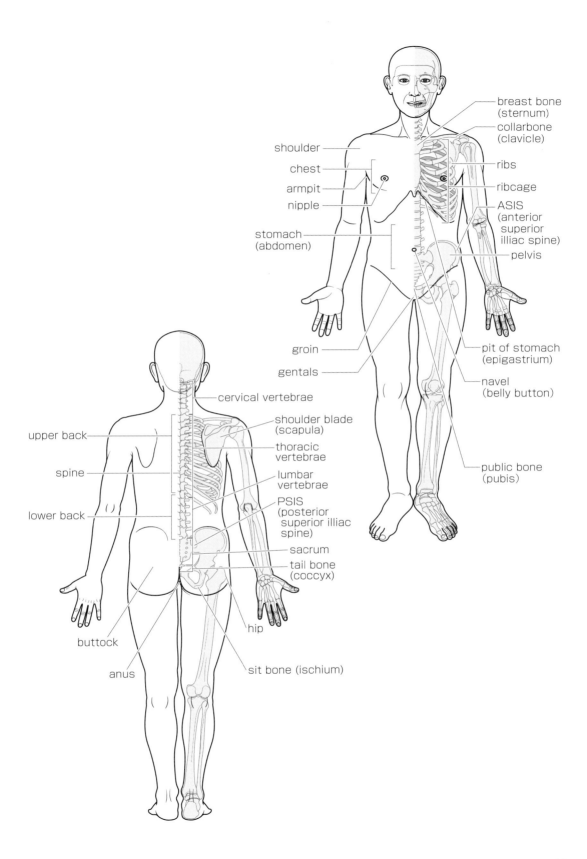

breast bone
(sternum)

collarbone
(clavicle)

shoulder

chest

armpit

nipple

ribs

ribcage

ASIS
(anterior
superior
illiac spine)

stomach
(abdomen)

pelvis

groin

gentals

pit of stomach
(epigastrium)

navel
(belly button)

public bone
(pubis)

cervical vertebrae

upper back

shoulder blade
(scapula)

thoracic
vertebrae

spine

lumbar
vertebrae

lower back

PSIS
(posterior
superior illiac
spine)

sacrum

tail bone
(coccyx)

buttock

hip

anus

sit bone (ischium)

anus エイナ(ス)	肛門

Category 5 **上肢** Upper limbs

upper arm アッパー　アー(ム)	上腕
elbow エ(ル)ボウ	肘
funny bone ファニー　ボゥン	肘をぶつけたときに ビリビリする(尺骨神経 の)部分
forearm フォァアー(ム)	前腕
wrist (ゥ)リ(ストゥッ)	手首
knuckle ナッコー	手指関節の背側
palm パー(ム)	手のひら
back of the hand バッ(ク)　オ(ヴ)ダ　ハン(ドゥッ)	手の甲
thumb サ(ム)	母指
index finger インデッ(クス)　フィンガー	示指
middle finger ミドー　フィンガー	中指
ring finger (ゥ)リンッ(グ)　フィンガー	環指
small finger スモー(ル)　フィンガー **pinky** ピンキー	小指
biceps (brachii) バイセ(プス) ブ(ゥ)レイキーアーイ	(上腕) 二頭筋
triceps (brachii) トゥライセ(プス) ブ(ゥ)レイキーアーイ	(上腕) 三頭筋

thigh サーイ	大腿
quadriceps クアドゥリセ(プス)	大腿四頭筋
hamstring ハ(ムス)トゥリンッ(グ)	ハムストリング
kneecap ニーキャップ **patella** パテラ	膝蓋骨
shin シンッ	脛
calf キャ(ルフ)	ふくらはぎ
ankle アンコー	足首
inner ankle bone イナー　アンコー　ボゥン	内くるぶし
outer ankle bone アウター　アンコー　ボゥン	外くるぶし
top of the foot トッ(プ)　オ(ヴ)ダ　フッ(トゥッ)	足の甲
heel ヒー(ル)	かかと
arch アーチ	つちふまず
toe（足の指は finger でないことに注意） トゥ	足の指
toes トゥ(ズ)	つま先
big toe ビッ(グ)　トゥ	母趾
little toe リトー　トゥ	小趾
ball of the foot ボー(ル)　オ(ヴ)ダ　フッ(トゥッ)	足の母趾球

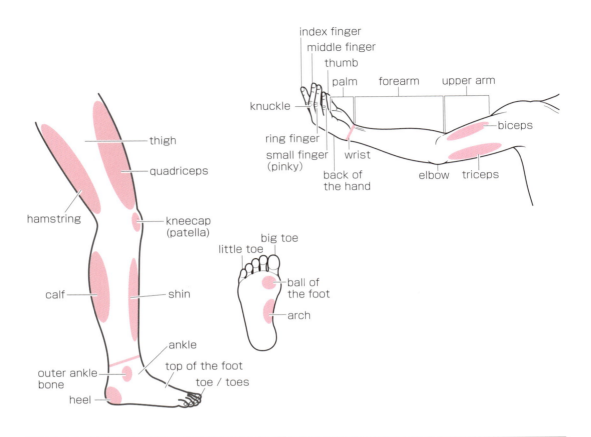

brain ブ(ゥ)レイン	脳
spinal cord スパイノー　コー(ドゥッ)	脊髄
thyroid サイ(ゥ)ロイ(ドゥッ)	甲状腺
tonsil タンソー	扁桃
throat ス(ゥ)ロゥ(トゥッ)	喉
lung ラーンッ(グ)	肺
heart ハー(トゥッ)	心臓
liver リヴァー	肝臓

spleen スプリーン	脾臓
pancreas パンク(ゥ)リア(ス)	膵臓
esophagus エソファガ(ス)	食道
stomach ストマッ(ク)	胃
small intestine スモー(ル) インテスティン	小腸
large intestine ラー(ジ) インテスティン	大腸
kidney キッ(ドゥッ)ニー	腎臓
adrenal gland アドゥリーノー グラーン(ドゥッ)	副腎
gallbladder ギャ(ル)ブラダー	胆嚢
rectum (ゥ)レ(ク)タ(ム)	直腸
bladder ブラダー	膀胱
uterus ユテ(ゥ)ラ(ス)	子宮
ovary オーヴァ(ゥ)リー	卵巣
diaphragm ダイアフ(ゥ)ラ(ム)	横隔膜
soft tissue ソ(フトゥッ) ティッシュー	軟部組織
blood vessel ブラッ(ド) ヴェッソー	血管
artery アーテ(ゥ)リー	動脈
vein ヴェイン	静脈
capillary キャピラ(ゥ)リー	毛細血管

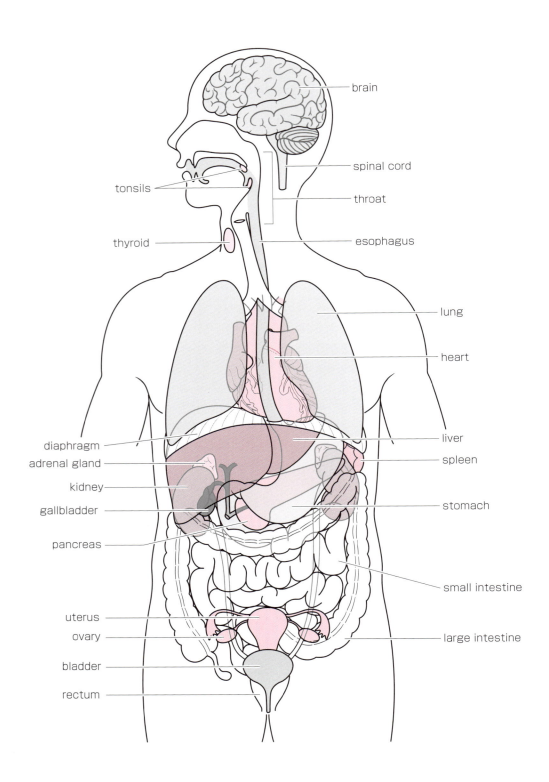

brain

spinal cord

tonsils

throat

thyroid

esophagus

lung

heart

diaphragm

liver

adrenal gland

spleen

kidney

gallbladder

stomach

pancreas

small intestine

uterus

ovary

large intestine

bladder

rectum

lymphatic vessel リン**ファ**ティッ（ク）　**ヴェ**ッソー	リンパ管
nerve **ナ**ーヴ	神経
muscle **マ**ッソー	筋肉
fascia **フェ**イシャ / **ファ**ッシア	筋膜
ligament **リ**ガメン（トゥッ）	靭帯
tendon **テ**ンドゥン	腱
joint fluid **ジョ**イン（トゥッ）　**フ**ルーイッ（ドゥッ） **synovial fluid** サイ**ノ**ヴィオー　**フ**ルーイッ（ドゥッ）	滑液
bone **ボ**ゥン	骨
cartilage **カ**ーティレッ（ジ）	軟骨

Field ④ 症状・疾患

Category 1 皮膚科 Dermatology

dermatitis ダーマ**タ**イティ（ス）	皮膚炎
atopic dermatitis ア**ト**ピッ（ク）　ダーマ**タ**イティ（ス）	アトピー性皮膚炎
rash （ゥ）**ラ**ッシュ	発疹
hives **ハ**ーイ（ヴ）ズ	蕁麻疹
eczema **エ**（グ）ズィマ	湿疹
psoriasis ソ（ゥ）**ラ**イアスィ（ス）	乾癬

heat rash ヒー(トゥッ) (ゥ)ラッシュ **prickly heat** プ(ゥ)リッ(ク)リー ヒー(トゥッ)	汗疹
ringworm (ゥ)リングワァー(ム)	白癬（しらくも）
athlete's foot アスリー(ツ) フッ(トゥッ)	水虫
jock itch ジョッ(ク) イッチ	いんきん
tinea infection ティニア インフェ(ク)ション	白癬菌感染
boil ボイ(ル)	おでき、癤
wart ワー(トゥッ) **skin tag** スキン タッ(グ)	イボ、疣贅
scar スカー	傷跡
stretch mark ストゥレッ(チ) マー(ク)	皮膚線条・妊娠線
birthmark バー(ス) マー(ク)	生まれつきのあざ、母斑
skin ulcer スキン ア(ル)サー	皮膚潰瘍
shingles シンゴー(ス) **herpes zoster** ハーピー(ス) ゾー(ス)ター	帯状疱疹
bedsore ベッ(ドゥッ)ソアー	褥瘡
spot baldness スポッ(トゥッ) バー(ルドゥッ)ネ(ス) **alopecia areata** アロピーシャ ア(ゥ)リアタ	円形脱毛症

acne アッ(ク)ニー	座瘡・ニキビ症
pimple ピンボー **zit** ズィッ(トゥッ)	一時的で単発的なニキビ
blackhead ブラッ(ク)ヘッ(ドゥッ)	ブラックヘッド
blemish ブレミッシュ	見た目を損なうような 痕、しみ、できもの
sun spots サン スポッツ **age spots** エイジ スポッツ **liver spots** リヴァー スポッツ	（日焼けや年齢による） しみ、肝斑
freckles フ(ゥ)レッコー(ス)	そばかす
mole モー(ル)	ほくろ
wrinkle (ゥ)リンコー **facial line** フェイショー ライン	しわ
skin laxity スキン ラクスィティ **sagging** サギンッ(グ)	（顔の）たるみ
bags under eyes バーッ(グス) アンダー アーイズ	眼の下のたるみ
dark circles under eyes ダー(ク) サーコー(ス) アンダー アーイズ	眼の下のくま
rosacea (ゥ)ロゼイシャ	酒さ
large pores ラージ ポアー(ズ)	目立つ毛穴
dry skin ドゥライ スキン	乾燥肌

第4章

東西両医学 英単語集780

oily skin オイリー　スキン	脂性肌
combination skin コンビネイション　スキン	混合肌
sensitive skin センスィティヴ　スキン	敏感肌

Category 3 呼吸器系 Respiratory

respiratory problem (ゥ)レ(ス)ピ(ゥ)ラトゥリー　プ(ゥ)ロブレ(ム)	呼吸器系疾患
chronic cough ク(ゥ)ロニッ(ク)　コー(フ)	慢性の咳
tuberculosis トゥバキュロースィ(ス)	結核
bronchitis ブ(ゥ)ロンカイティ(ス)	気管支炎
asthma アー(ズ)マ	喘息
lung disorder ラーン(グッ)　ディ(ス)オーダー	肺疾患
pneumonia ニュモーニア	肺炎
COPD スィー　オゥ　ピー　ディー **chronic obstructive pulmonary disease** ク(ゥ)ロニッ(ク)　オ(ブ)ストゥラ(ク)ティ(ヴ)　ポーモナ(ゥ)リー　ディズィー(ズ)	慢性閉塞性肺疾患
pneumothorax ニューモー ソー(ゥ)ラッ(クス)	気胸
emphysema エンフィシィーマ	肺気腫

Category 4 口腔科・歯科 Oral and Dental

gingivitis ジンジヴァイティ(ス)	歯肉炎
gum disease ガ(ム)　ディズィー(ズ)	歯周病

TMJ ティー　エム　ジェイ **TMD** ティー　エム　ディー **temporomandibular joint disorder** テンポ(ゥ)ロ　マン**ディ**ビュラー　**ジョ**イン(トゥッ)　ディス**オー**ダー	顎関節症
cavity **キャ**ヴィティー **tooth decay** **トゥ**ー(ス)　ディ**ケ**ーイ	虫歯
canker sore **キャ**ンカー　**ソ**アー	口内炎
bad breath **バ**ッ(ドゥッ)　ブ(ゥ)**レ**(ス) **halitosis** ハリ**トー**シ(ス)	口臭

Category 5　眼科 Ophthalmology

eye disease **ア**ーイ　ディ**ズィ**ー(ズ)	眼疾患
glaucoma グラウ**コー**マ	緑内障
cataract **キャ**タ(ゥ)ラ(クトゥッ)	白内障
pink eye **ビ**ンッ(ク)　**ア**ーイ **conjunctivitis** コン**ジャ**ン(ク)ティ　**ヴァ**イティ(ス)	結膜炎
AMD エイ　エム　ディー **age-related macular degeneration** エイジ(ゥ)リ**レ**イテッ(ドゥッ)　**マ**キュラー　ディ**ジェ**ネ(ゥ)レイション	加齢黄斑変性
color blindness **カ**ラー　ブ**ラ**イン(ドゥッ)ネ(ス)	色盲・色弱
visual field loss **ヴィ**ジュオー　**フィ**ー(ルドゥッ)　**ロ**(ス)	視野欠損
eye floaters **ア**イ　フ**ロ**ウター(ス)	飛蚊症
drooping eyelid ドゥ**ルー**ピン(グッ)　**ア**ーイリッ(ドゥッ)	眼瞼下垂

nearsightedness ニアー**サイテツ**（ドゥッ）ネ（ス） **myopia** マイ**オー**ピア	近視
false nearsightedness フォ（ルス）　ニアー**サイテツ**（ドゥッ）ネ（ス） **pseudomyopia** スードー　マイ**オー**ピア	仮性近視
farsightedness ファー**サイテツ**（ドゥッ）ネ（ス） **hyperopia** ハイパー**オー**ピア	遠視
distorted vision ディ（ス）**トー**テツ（ドゥッ）　**ヴィ**ジョン **astigmatism** アス**ティ**グマティズ（ム）	乱視
double vision ダボー　**ヴィ**ジョン	複視

Category 6 　循環器系 Cardiovascular

high blood pressure ハイ　ブラッ（ドゥッ）　プ（ゥ）**レッ**シャー **hypertension** ハイパー**テン**ション	高血圧
low blood pressure ロー　ブラッ（ドゥッ）　プ（ゥ）**レッ**シャー **hypotension** ハイポ**テン**ション	低血圧
irregular heartbeat イ（ゥ）**レ**ギュラー　**ハー**（トゥッ）ビー（トゥッ） **irregular pulse** イ（ゥ）**レ**ギュラー　**ポ**（ルス）	不整脈
heart disease **ハー**（トゥッ）　ディ**ズィー**（ズ）	心疾患
angina アン**ジャイ**ナ **angina pectoris** アン**ジャイ**ナ　ペ（ク）トゥリ（ス）	狭心症

heart attack ハー（トゥッ）　ア**タ**ッ（ク） **myocardial infarction** マイオ**カ**ーディオー　イン**ファ**ーッ（ク）ション	心筋梗塞
cardiac arrest **カ**ーディアッ（ク）　ア（ゥ）**レ**（ストゥッ）	心停止
vascular disease **ヴァ**（ス）キュラー　ディ**ズィ**ー（ズ）	血管性疾患
varicose vein **ヴァ**（ゥ）リコー（ス）　**ヴェ**イン	静脈瘤
peripheral artery disease ペ（ゥ）**リ**フェ（ゥ）ロー　**ア**ーテ（ゥ）リー　ディ**ズィ**ー（ズ）	末梢動脈疾患 末梢血行障害

Category 7 　泌尿器系 Urology

falling bladder **フォ**ーリンッ（グ）　ブラダー **prolapsed bladder** プ（ゥ）**ロ**ラブ（スドゥッ）　ブラダー	膀胱脱
urinary stone **ユ**（ゥ）リナ（ゥ）リー　**ス**トーン	尿路結石
bladder infection ブラダー　イン**フェ**（ク）ション **cystitis** シィス**タ**イティ（ス）	膀胱炎
urinary tract infection **ユ**（ゥ）リナ（ゥ）リー　トゥ**ラ**（クトゥッ）　イン**フェ**（ク）ション	尿路感染症
kidney disease **キ**ッ（ドゥッ）ニー　ディ**ズィ**ー（ズ）	腎臓疾患
nephritis ネ（フ）（ゥ）**ラ**イティ（ス）	腎炎
kidney stone **キ**ッ（ドゥッ）ニー　**ス**トーン	腎臓結石
dialysis ダイ**ア**リスィ（ス）	人工透析

Category 8 　消化器系 Gastrointestinal

bowel movement バーウォー　**ム**ー（ヴ）メンツ（トゥッ）	便通

gastrointestinal problem ギャストゥロ インテ(ス)ティノー ブ(ゥ)**ロ**ブレ(ム)	胃腸の問題
gastroptosis ギャストゥロ ブ**トー**シィ(ス)	胃下垂
gastritis ギャストゥ**ライ**ティ(ス)	胃炎
stomach ulcer ストマッ(ク) **ア**(ル)サー	胃潰瘍
food poisoning フー(ドゥッ) **ポイ**(ズ)ニンッ(グ)	食中毒
Crohn's disease ク(ゥ)**ロ**ゥン(ズ) ディ**ズィ**ー(ズ)	クローン病
ulcerative colitis **ア**ルセ(ゥ)ラティ(ヴ) コ**ライ**ティ(ス)	潰瘍性大腸炎
IBS アイ ビー エス **irritable bowel syndrome** **イ**(ゥ)リタボー **バー**ウォー **ス**ィンドゥロウ(ム)	過敏性腸症候群
hemorrhoid ヘモ(ゥ)ロイ(ドゥッ)	痔
liver disease リヴァー ディ**ズィ**ー(ズ)	肝臓疾患
gallstone **ギャ**(ル)ストーン	胆石
appendicitis アベンディ**サイ**ティ(ス)	虫垂炎

Category 9 婦人科系 Gynecology

painful period ペインフォー **ピ**(ゥ)リオッ(ドゥッ) **menstrual cramps** メン(ス)トゥロー ク(ゥ)**ラン**(プス) **dysmenorrhea** ディスメノ(ゥ)**リ**ア	月経困難症・月経痛
absent period **ア**(ブ)セン(トゥッ) **ピ**(ゥ)リオッ(ドゥッ) **amenorrhea** エイメノ(ゥ)**リ**ア / アメノ(ゥ)**リ**ア	無月経

endometriosis エンドー ミートゥリ**オー**スィ（ス）	子宮内膜症
fibroid **ファ**イブ（ゥ）ロイ（ドゥッ） **uterine myoma** **ユ**テ（ゥ）リン　マイ**オー**マ	子宮筋腫
ovarian cyst オー**ヴァ**（ゥ）リアン　**スィ**ス（トゥッ）	卵巣嚢腫
uterine prolapse **ユ**テ（ゥ）リン　ブ（ゥ）**ロ**ラ（プス）	子宮脱
partial removal of the uterus パーショー　（ゥ）リ**ムー**ヴォー　オ（ヴ）　ダ**ユ**テ（ゥ）ラ（ス） **partial hysterectomy** パーショー　ヒストゥ**レ**クトミー	部分子宮摘出
complete removal of the uterus コン（プ）**リー**（トゥッ）　（ゥ）リ**ムー**ヴォー　オ（ヴ）　ダ**ユ**テ（ゥ）ラ（ス） **complete hysterectomy** コン（プ）**リー**（トゥッ）　ヒストゥ**レ**クトミー	完全子宮摘出
menopausal symptom メノ**ポー**ゾー　**スィ**ン（プ）ト（ム）	更年期障害

Category 10　男性生殖器疾患 Male Genital Disease

prostate disease プ（ゥ）**ロ**（ス）テイ（トゥッ）　ディ**ズィー**（ズ）	前立腺疾患
testicular swelling テ（ス）**ティ**キュラー　ス**ウェ**リンッ（グ）	陰嚢腫脹

Category 11　神経科 Neurology

neurological disease ニュー（ゥ）ロ**ロ**ジコー　ディ**ズィー**（ズ）	神経疾患
migraine **マ**イグ（ゥ）レイン	偏頭痛
epilepsy エピ**レ**（プ）スィー	てんかん
seizure **スィー**ジャー	（てんかんなどの）発作

dementia ディメンシャ	認知症
Alzheimer's disease **オ**ーツハイマー(ズ)　ディ**ズィ**ー(ズ)	アルツハイマー病
Parkinson's disease **パ**ーキンソン(ズ)　ディ**ズィ**ー(ズ)	パーキンソン病
multiple sclerosis **モ**ーティボー　スクー(ゥ)**ロ**ーシィ(ス)	多発性硬化症
stroke ストゥ**ロ**ウ(ク) **cerebral infarction** セ(ゥ)**リ**ーブ(ゥ)ロー　イン**ファ**ー(ク)ション	脳梗塞
dyslexia ディ(ス)**レ**(ク)スィア	失読症・難読症 ・読字障害

Category 12　精神科 Psychiatry

mental illness **メ**ントー　**イ**(ル)ネ(ス)	精神疾患
depression ディブ(ゥ)**レ**ッション	うつ病
panic disorder **パ**ニッ(ク)　ディ(ス)**オ**ーダー	パニック障害
seasonal affective disorder **ス**ィーズノー　ア**フェ**(ク)ティ(ヴ)　ディ(ス)**オ**ーダー	季節性情動障害
ADD エイ　ディー　ディー **attention deficit disorder** ア**テ**ンション　**デ**フィズィッ(トゥッ)　ディ(ス)**オ**ーダー	注意欠陥障害
ADHD エイ　ディー　エイチ　ディー **attention deficit hyperactivity disorder** ア**テ**ンション　**デ**フィズィッ(トゥッ)　ハイパーア(ク)**ティ**ヴィティ　ディ(ス)**オ**ーダー	注意欠陥多動性障害
psychosomatic disorder サイコソ**マ**ーティッ(ク)　ディ(ス)**オ**ーダー	心身症
bipolar disorder バイ**ポ**ーラー　ディ(ス)**オ**ーダー	双極性障害

PTSD ピー　ティー　エス　ディー **post-traumatic stress disorder** ポウス(トゥッ)　トゥラウ**マ**ティッ(ク)　ストゥ**レ**(ス)　ディ(ス)**オ**ーダー	心的外傷後ストレス障害
eating disorder **イ**ーティンッ(グ)　ディ(ス)**オ**ーダー	摂食障害
bulimia ブ**リ**ミア	過食症
anorexia アノ(ゥ)**レ**(ク)スィア	拒食症
night eating syndrome **ナイ**(トゥッ)　**イ**ーティンッ(グ)　**ス**ィンドゥロー(ム)	夜間摂食障害
self-harm **セ**(ルフ)　**ハ**ー(ム) **self-mutilation** **セ**(ルフ)　ミューティ**レ**イション	自傷行為

Category 13　代謝内分泌系　Endocrine and Metabolic

thyroid disease **サ**イ(ゥ)ロイ(ドゥッ)　ディ**ズ**ィー(ズ)	甲状腺疾患
Graves' disease グ(ゥ)**レ**イ(ヴス)　ディ**ズ**ィー(ズ)	バセドウ病
underactive thyroid アンダー**ア**(ク)ティ(ヴ)　**サ**イ(ゥ)ロイ(ドゥッ) **hypothyroidism** ハイポ　**サ**イ(ゥ)ロイディ(ズム)	甲状腺機能低下症
overactive thyroid オーヴァー**ア**(ク)ティ(ヴ)　**サ**イ(ゥ)ロイ(ドゥッ) **hyperthyroidism** ハイパー　**サ**イ(ゥ)ロイディ(ズム)	甲状腺機能亢進症
diabetes ダイア**ビ**ーディー(ズ)	糖尿病
gout **ガ**ウ(トゥッ)	痛風

Category 14　整形外科　Musculoskeletal

spinal cord injury ス**パ**イノー　**コ**ー(ドゥッ)　**イ**ンジュ(ゥ)リー	脊髄損傷

concussion カンカッション	脳震盪
broken bone ブ(ゥ)ローケン　ボゥン fracture フ(ゥ)ラ(ク)チャー	骨折
stress fracture ストゥレ(ス)　フ(ゥ)ラ(ク)チャー	疲労骨折
joint dislocation ジョイン(トゥッ)　ディ(ス)ロケイション	脱臼
muscle strain マッソー　ストゥレイン muscle pull マッソー　ポー muscle tear マッソー　テアー	肉離れ
bruise ブ(ゥ)ルー(ズ) contusion コントゥージョン	あざ・打撲
blister ブリ(ス)ター	血豆・水ぶくれ
cut カッ(トゥッ) wound ウーン(ドゥッ)	創傷
arthritis アーソ(ゥ)ライティ(ス)	関節炎
degenerative arthritis ディージェネ(ゥ)ラティ(ヴ)　アーソ(ゥ)ライティ(ス)	退行性関節炎
ganglion cyst ギャングリオン　スィ(ストゥッ)	ガングリオン（結節腫）
osteoporosis オスティオ ボ(ゥ)ロースィ(ス)	骨粗鬆症
rheumatoid arthritis (ゥ)ルーマトイ(ドゥッ)　アーソ(ゥ)ライティ(ス)	関節リウマチ
whiplash injury ウィッ(プ)ラッシュ　インジュ(ゥ)リー	ムチウチ症

spinal osteoarthritis スパイノー　**オ**スティオ アーソ（ゥ）**ラ**イティ（ス） **spondylosis** スポンディ**ロ**ーシィ（ス）	脊椎症
lumbar stress fracture ランバー　ストゥ**レ**（ス）　フ（ゥ）**ラ**（ク）チャー **spondylolysis** スポンディ**ロ**ーリシィ（ス）	腰椎分離症
spondylolisthesis スポンディ**ロ**ーリ（ス）**シィ**ーシ（ス）	腰椎すべり症
slipped disc スリッ（プドゥッ）　**ディ**（スク） **herniated disc** ハーニエイテッ（ドゥッ）　**ディ**（スク） **bulging disc** **ボ**（ル）ジン（グ）　**ディ**（スク）	椎間板ヘルニア
spinal canal stenosis スパイノー　キャ**ナ**ー　ステノースィ（ス）	脊柱管狭窄症
pinched nerve ピンチ（ドゥッ）　**ナ**ー（ヴ） **cervical radiculopathy** **サ**ーヴィコー　（ゥ）ラディキュ**ロ**パスィー	頚椎症性神経根症
scoliosis スコーリ**オ**ーシィ（ス）	脊椎側弯症
groin hernia グ（ゥ）**ロ**ーイン　ハーニア **inguinal hernia** **イ**ングイノー　ハーニア	鼡径ヘルニア
sciatica サイ**ア**ティカ	坐骨神経痛
rotator cuff injury （ゥ）**ロ**ウテイター　**カ**（フ）　**イ**ンジュ（ゥ）リー	腱板損傷
bursitis バー**サ**イティ（ス）	滑液包炎
tendon sheath inflammation **テ**ンドゥン　**シ**ー（ス）　インフラメイション **tenosynovitis** テノシィノ　**ヴァ**イティ（ス）	腱鞘炎
de Quervain's disease ドゥカ**ヴァ**ーン（ズ）　ディジィー（ズ） **washerwoman's sprain** **ウォ**ッシャーウォマン（ズ）　スプ（ゥ）**レ**イン	ド・ケルバン病

tennis elbow テニ(ス) エ(ル)ボウ	テニス肘
carpal tunnel syndrome カーポー タノー スィンドゥロウ(ム)	手根管症候群
jammed finger ジャー(ムドゥッ) フィンガー **finger sprain** フィンガー スプ(ゥ)レイン	突き指
trigger finger トゥリガー フィンガー	バネ指
trigger thumb トゥリガー サ(ム)	母指のバネ指
artificial joint アーティフィショー ジョイン(トゥッ)	人工関節
shin splint シン スプリン(トゥッ)	シンスプリント
Baker's cyst ベイカー(ズ) スィス(トゥッ)	ベーカー嚢腫
ACL injury エイ スィー エ(ル) インジュ(ゥ)リー **anterior cruciate ligament injury** アンテ(ゥ)リアー ク(ゥ)ルースィエイ(トゥッ) リガメン(トゥッ) インジュ(ゥ)リー	前十字靭帯損傷
Achilles tendon rupture アキーリー(ス) テンドゥン (ゥ)ラプチャー	アキレス腱断裂
ankle sprain アンコー スプ(ゥ)レイン	足関節捻挫
bunion バニオン **hallux valgus** ハーラッ(クス) ヴァ(ル)ガ(ス)	外反母趾
plantar fasciitis プランター ファッシアイティ(ス)	足底腱膜炎・足底筋膜炎

Category 15 内科系・その他 Internal Medicine and Others

heatstroke ヒー(トゥッ)ストゥロウ(ク)	熱中症
dehydration ディー ハイドゥレイション	脱水状態

common cold コモン　コー（ルドゥッ）	風邪
influenza イン（フル）エンザ **flu** フルー	インフルエンザ
fibromyalgia ファイブ（ゥ）ロ マイア（ル）ジア	線維筋痛症
hemophilia ヒモフィリア	血友病
iron-deficiency anemia アイアン　デフィシェンスィー　アニーミア	鉄欠乏性貧血
high cholesterol ハイ　コレステ（ゥ）ロー	高コレステロール値
autoimmune disease オゥトー イミューン　ディズィー（ズ）	自己免疫疾患
blood disorder ブラッ（ドゥッ）　ディ（ス）オーダー	血液疾患
bleeding disorder ブリーディンッ（グ）　ディ（ス）オーダー	出血性疾患
cancer キャンサー	がん
chronic inflammation ク（ゥ）ロニッ（ク）　インフラメイション	慢性炎症
cosmetic implant カ（ス）メティッ（ク）　インプランツ	美容的インプラント手術や美容整形で埋め込まれたもの
alcoholism ア（ル）コホリ（ズム）	アルコール中毒
drug addiction ドゥラッ（グ）　アディ（ク）ション	薬物中毒
chemical dependency ケミコー　ディペンデンスィー	薬物依存
drug abuse ドゥラッ（グ）　アビュー（ス）	薬物乱用

Category 16 感染症 Infectious Diseases

HIV エイチ　アイ　ヴィー	HIV

AIDS エイズ	エイズ
hepatitis B/C ヘパ**タ**イティ（ス）　ビー/スィー	B型・C型肝炎
infectious skin disease イン**フェ**（ク）シャ（ス）　ス**キン**　ディ**ズィ**ー（ズ）	感染性皮膚疾患
strep throat ストゥ**レッ**（プ）　ス（ゥ）**ロ**ー（トゥッ） **streptococcus** ストゥ**レ**プトー　**コッ**カ（ス）	連鎖球菌性咽頭炎
mononucleosis **モ**ゥノゥ　ニュークリ**オ**ースィ（ス）	伝染性単核球症
sexually transmitted disease (STD) **セ**（ク）シャアリー　トゥ**ラン**（ス）**ミ**ティッ（ドゥッ）　ディ**ズィ**ー（ズ）	性感染症

Category 17　医薬品、その他 Medicine and Other Medical Supplies

prescription プ（ゥ）リ（スク）（ゥ）**リ**（プ）ション	処方箋
over-the-counter medicine **オ**ーヴァーダ　**キャ**ウンター　**メ**ディスン	OTC医薬品・市販薬
medication メディ**ケ**イション **medicine** **メ**ディスン **drug** ドゥ**ラッ**（グ）	薬
plaster プ**ラ**スター **compress** **コ**ンプ（ゥ）**レ**（ス） **adhesive patch to reduce pain or swelling** アッ（ド）**ヒ**ースィ（ヴ）　**パッ**チ　トゥー　（ゥ）リ**デュ**ー（ス）　ペイン　オァ ス**ウェ**リンッ（グ）	湿布
cold medicine **コ**ー（ルドゥッ）　**メ**ディスン	風邪薬
cough medicine **カ**ー（フ）　**メ**ディスン	咳止め薬

fever medication フィーヴァー メディ**ケ**イション **antipyuretic** アンティ パイ(ゥ)**レ**ティッ(ク) aspirin **ア**スピ(ゥ)リン ibuprofen アイビュー プ(ゥ)**ロ**ーフェン acetaminophen アスィー**タ**ミノフェン	解熱剤 アスピリン イブプロフェン アセトアミノフェン
pain medication ペイン メディ**ケ**イション **painkiller** ペインキラー	痛み止め
nerve block injection **ナ**ー(ヴ) **ブロ**ッ(ク) **インジェ**(ク)ション	ブロック注射
laxative **ラ**(ク)サティ(ヴ)	緩下剤
antacid アン**タ**ースィッ(ドゥッ)	胃の制酸薬
antibacterial ointment アンティ バ(ク)**テ**(ゥ)リオー **オ**イン(トゥッ)メンッ	抗細菌軟膏
antibiotic アンティ バイ**オ**ティッ(ク)	抗生物質
blood pressure medication ブ**ラ**ッ(ドゥッ) プ(ゥ)**レ**ッシャー メディ**ケ**イション	降圧剤
cholesterol drug コ**レ**ステ(ゥ)ロー(ル) ド**ゥラ**ッ(グ) **statin** ス**タ**ティン	コレステロールを下げる 薬（スタチン）
blood thinner ブ**ラ**ッ(ドゥッ) ス**ィ**ナー **anticoagulant** アンティ コ**ア**ギュラン(トゥッ)	抗凝血剤
birth control pills バー(ス) コントゥ**ロ**ー(ル) **ビ**(ルズ)	避妊用ピル
asthma inhaler **ア**ズマ インヘイラー	喘息用吸入器
corticosteroid コーティコー ス**テ**(ゥ)ローイ(ドゥッ)	副腎皮質ホルモン剤

steroid cream ステ(ゥ)ローイ(ドゥッ)　ク(ゥ)リー(ム) topical steroid ointment トピコー　ステ(ゥ)ローイ(ドゥッ)　オイン(トゥッ)メンツ	ステロイド軟膏
insulin shot イン(ス)リン　ショッ(トゥッ)	インシュリン注射
diabetes medication ダイアビーディー(ス)　メディケイション	糖尿病治療薬
thyroid medication サイ(ゥ)ロイ(ドゥッ)　メディケイション	甲状腺薬
sleeping pill スリーピインッ(グ)　ピ(ル)	睡眠薬
tranquilizer トゥランキライザー	精神安定剤
iron supplement アイアン　サポーメン(トゥッ)	鉄剤
vitamin pill ヴァイタミン　ピ(ル)	ビタミン剤
diuretic drug ダイユゥレディッ(ク)　ドゥラッ(グ)	利尿剤
weight-loss pill ウェイッロス　ピ(ル)	やせ薬
disinfectant ディ(ス)インフェ(ク)タン(トゥッ) antiseptic liquid アンティセプティッ(ク)　リクィッ(ドゥッ)	消毒薬
medical checkup メディコー　チェカッ(プ)	健康診断
complete medical checkup コンプリー(トゥッ)　メディコー　チェカッ(プ) full medical checkup フ(ル)　メディコー　チェカッ(プ)	人間ドック
health screening ヘ(ルス)　スク(ゥ)リーニンッ(グ)	検診
AED エイ　イー　ディー automated external defibrillator オートメイテッ(ドゥッ)　エクスターノー　ディーフィブ(ゥ)リレイター	自動体外除細動器

CPR スィー ピー アー **cardiopulmonary resuscitation** カーディオ **ポ**モナ(ゥ)リー （ゥ)レサスィ**テ**イション	心肺蘇生法

Field ⑤ 痛みや他の症状の表現

Category 1 痛みの特徴 Character of Pain

stabbing pain ス**タ**ビンッ(グ) ペイン	刺されるような痛み
burning pain バー**ニ**ンッ(グ) ペイン	焼けるような痛み
prickling pain プ(ゥ)**リ**ッ(ク)リンッ(グ) ペイン **tingling pain** **ティ**ン(グ)リンッ(グ) ペイン	しびれのようなチリチリ、チクチクする痛み
gripping pain グ(ゥ)**リ**ッピンッ(グ) ペイン	締めつけられる痛み
splitting pain ス(プ)**リ**ッティン(グ) ペイン	割れるような痛み
shooting pain **シュ**ーティン(グ) ペイン	突き抜けるような痛み、電撃痛
sharp pain **シャ**ー(プ) ペイン	するどい痛み
dull pain **ダ**(ル) ペイン	鈍い痛み
cramping pain ク(ゥ)**ラ**ンピンッ(グ) ペイン	筋肉がつるような痛み

Category 2 痛みのタイミング Timing of Pain

acute pain ア**キュ**ー(トゥッ) ペイン	急性の痛み
chronic pain ク(ゥ)**ロ**ニッ(ク) ペイン	慢性の痛み
persistent pain パー**スィ**(ス)テン(トゥッ) ペイン	しつこい痛み

constant pain カン(ス)タン(トゥッ)　ペイン continuous pain カンティニュア(ス)　ペイン	絶え間ない痛み
periodic pain ペ(ゥ)リオディッ(ク)　ペイン	周期的な痛み
intermittent pain インターミテン(トゥッ)　ペイン pain that comes and goes ペイン　ダッ　カ(ムス)　エン　ゴウ(ズ)	間欠性の（断続的な）痛み

Category 3 痛みの場所 Location of Pain

superficial pain スーパーフィショー　ペイン	表面的な痛み
deep pain ディー(プ)　ペイン	深い痛み
radiating pain (ゥ)レイディエイティンッ(グ)　ペイン	放散痛
referred pain (ゥ)リファー(ドゥッ)　ペイン	（トリガーポイントなどの）関連痛
fixed pain フィッ(クスドゥッ)　ペイン	固定した痛み
pain that moves about ペイン　ダッ　ムー(ヴス)　アバウ(トゥッ)	場所が移動する痛み

Category 4 痛みの程度・ペインスケール Severity of Pain, Pain scale

pain free (0) ペイン　フリー no pain (0) ノー　ペイン	痛みなし （0）
slight pain (1-2) スライ(トゥッ)　ペイン	軽微な痛み （1−2）
mild pain (3-4) マイ(ルドゥッ)　ペイン	軽度の痛み （3−4）
distressing pain (4-5) ディ(ス)トゥレッスイン(グ)　ペイン	不快な痛み （4−5）

moderate pain (5-6) モデ(ゥ)レイ(トゥッ)　ペイン	中程度の痛み （5－6）
intense pain (6-7) インテン(ス)　ペイン	強い痛み （6－7）
severe pain (7-8) シィヴィヤー　ペイン	ひどい痛み （7－8）
relentless pain (8-9) (ゥ)レレンツレ(ス)　ペイン	情け容赦ない痛み （8－9）
unbearable pain (8-9) アンベァ(ゥ)ラボー　ペイン	耐え難い痛み （8－9）
the worst imaginable pain (10) ダ　ワー(ストゥ)　イマジナボー　ペイン	想像できる最悪の痛み （10）

※スケールは目安で、厳密な数値ではありません。

Category 5 "pain" 以外の痛みの表現 Other Words for Pain

twinge トゥウィン(ジ)	急なちくっとした痛み
soreness ソアネ(ス)	ヒリヒリする痛み ・筋肉痛の痛み
tenderness テンダーネ(ス)	触られたり押されたり すると感じる痛み
achiness エイキーネ(ス)	持続的な鈍痛

Category 6 こりの表現

＊注意：痛みやこりの表現は人によりさまざまなので、以下の記載を参考に柔軟に捉えましょう。

stiffness スティッ(フ)ネ(ス) muscle stiffness マッソー　スティッ(フ)ネ(ス)	（筋肉や関節が硬く動か しにくく感じる）こり
tension テンション tightness タイ(トゥッ)ネ(ス) muscle tension マッソー　テンション muscle tightness マッソー　タイ(トゥッ)ネ(ス)	（筋肉が緊張しているよ うに感じる）こり

knot ナッ(トゥッ) **muscle knot** マッソー　ナッ(トゥッ)	筋肉の硬結・結び目ができたようなこり
stiff 〜 スティッ(フ) 〜 **tight 〜** タイ(トゥッ) 〜	〜のこり

Category 7　他の症状や状態の表現 Other Expressions for Describing Symptoms

heavy feeling ヘヴィー　フィーリンッ(グ)	重だるい感覚
discomfort ディ(ス)カンフォー(トゥッ) **distress** ディ(ス)トゥレ(ス)	不快感
ticklish sensation ティ(ク)リッシュ　センセイション	くすぐったい感覚
itchiness イッチーネ(ス)	かゆみ
numbing sensation ナミンッ(グ)　センセイション	皮膚感覚のないしびれ
tingling sensation ティン(グ)リンッ(グ)　センセイション **pins and needles sensation** ピン(ズ)　エンニードー(ス)　センセイション	チクチクとしびれた感覚
one's legs fell asleep ワンズ　レッ(グス)　フェ(ル)　アスリー(プ) **one's legs went to sleep** ワンズ　レッ(グス)　ウェントゥ　スリー(プ)	(正座の後など) 一時的に足がしびれて感覚がなくなった
loss of sensation ロス　オ(ヴ)　センセイション	皮膚感覚の喪失
numbness of the hands and feet ナ(ム)ネ(ス)　オ(ヴ)　ダ　ハン(ズ)　エン　フィー(トゥッ)	手足のしびれ・感覚がない状態
make a cracking sound メイカ　ク(ゥ)ラッキンッ(グ)　サウン(ドゥッ)	ポキポキ音がする
crack one's neck ク(ゥ)ラッ(ク)　ワンズ　ネッ(ク)	頸をカクッと鳴らす

muscle weakness マッソー　**ウィー**(ク)ネ(ス)	筋肉に力が入らない、入りづらい状態
alleviate アリーヴィエイ(トゥッ) **fade** **フェイ**(ドゥッ) **subside** サ(ブ)**サイ**(ドゥッ)	(痛みが) 緩和する、弱まる
swollen 〜 ス**ウォ**ーレン	腫れた〜
adhesion アッ(ドゥッ)**ヒ**ージョン	癒着
bone spur **ボウ**ン　スパー	骨棘
nodule **ナ**ージュー	結節
taut band **ター**(トゥッ)　**バン**(ドゥッ)	索状結節
tight band **タイ**(トゥッ)　**バン**(ドゥッ)	筋肉の筋張った部分
lump **ラン**(ブ)	しこり
bow legs **ボウ**　**レッ**(グス)	O脚
knock knees **ノッ**(ク)　**ニー**(ズ)	X脚
pigeon toes **ピ**ジョン　**トウ**(ズ) **intoeing** イン**トウ**インッ(グ)	内股
flat feet **フラッ**(トゥッ)　**フィー**(トゥッ) **fallen arches** **フォ**ーレン　**アー**チ(ス) **pes planus** **ペ**(ス)　**プラ**ナ(ス)	扁平足
rounded shoulders (ゥ)**ラ**ウンデッ(ドゥッ)　**ショー**(ル)ダー(ズ)	猫背
poor posture **ポア**ー　**ボウ**(ス)チャー	悪い姿勢

occupational disease オキュペイショノー　ディズィー(ズ) work-related disease ワー(ク)　(ゥ)リレイテッ(ドゥッ)　ディズィー(ズ)	職業病

Category 8 　炎症の5大兆候 5 Cardinal Signs of Inflammation

swelling スウェリンッ(グ)	腫脹
redness (ゥ)レッ(ドゥッ)ネ(ス)	発赤
heat ヒー(トゥッ)	熱感
pain ペイン	疼痛
loss of function ロ(ス)　オ(ヴ)　ファン(ク)ション	機能障害

第5章
外国人は鍼灸に興味津々！
よくある質問にはこう答える

外国人の患者さんは、自分たちの文化にはない東洋的な雰囲気を持った鍼灸、あん摩、指圧に非常に興味を持って治療院を訪れます。そのため、治療について、いろいろ質問をされることと思います。本章では、よくある質問に対して英語でどう答えればいいのか、FAQ（想定問答）をまとめました。また、本章の後半では治療法の概要の説明文を掲載しました。英語初心者の方には口頭で説明するのは難しいので、コピーしてリーフレットにしたりポスターにしたり、活用してみてください。

FAQ | よくある質問への回答例

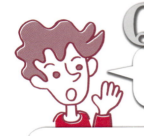

Q.

Does acupuncture hurt?
鍼は痛いですか？

A.

Acupuncture needles are thinner than a human hair (usually 0.12-0.2 mm), and insertion of the needles is usually painless.

You may feel a slight sensation when the needle is inserted, like a pinch or plucking a hair.

鍼は髪の毛ほどの太さしかなく（通常約0.12〜0.2 mm）、刺されたときの痛みはほとんどありません。少しだけチクっとした感覚や、毛を1本抜かれるような感覚があることもあります。

Once the needles are placed, patients report a variety of sensations, including tingling, deep pressure, achiness, heaviness, and sometimes nothing at all. These sensations that accompany needling are called "hibiki" in Japanese, and different styles of acupuncture bring about different sensations; however the clinical efficacy does not depend on the intensity or type of "hibiki", so do not be concerned if you feel something in one session, but not in another.

刺入後は、チリチリとした感覚、深い圧迫感、ズーンとした感覚、重だるい感覚、または何も感じないなどさまざまな感想が聞かれます。これらの感覚は日本語で「ひびき」と呼ばれ、鍼施術のスタイルにより感覚も異なりますが、施術の効果はひびきの量や種類によるものではありませんので、施術ごとに感覚が違っても心配することはありません。

If you feel any pain or discomfort, let your acupuncturist know and he or she will make the necessary adjustments.

痛みや違和感があれば、鍼灸師に伝えてください。必要な調整をいたします。

It is very common for patients to feel relaxed and fall into a light sleep during the session.

施術中は患者さんがリラックスして、眠りに落ちてしまうこともよくあります。

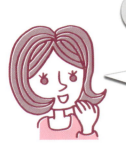

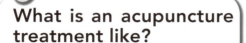

Q.

What is an acupuncture treatment like?

鍼灸治療はどのような治療法なのでしょうか？

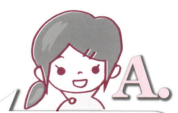

A.

Though each acupuncturist has a unique style, many of the procedures involved in treatment are similar.

鍼灸師によって個性やスタイルはありますが、共通に行うこともたくさんあります。

First, your acupuncturist will ask about your health history or ask you to fill out a health history form. This helps the acupuncturist understand the root of your health issues, so the treatment can address the underlying cause, not just the symptoms. Some questions may seem unusual or irrelevant to your condition, but they will help the acupuncturist understand your underlying constitution and determine a proper treatment plan.

まず、鍼灸師は患者さんの身体についての質問や、問診票への記入をお願いしたりします。これにより、病気の原因が明らかになり、施術で表面的な症状だけでなく根本原因へアプローチしていくことが可能になります。質問の内容は（西洋医学に比べ）少し変わっていたり、症状とは一見関係がないように思えるかもしれませんが、鍼灸師にとっては患者さんの体質を判断し、施術の計画を立てるうえでとても大切な材料となります。

Your acupuncturist then may perform physical examinations or palpate various parts of your body. Your pulse, tongue and abdomen may also be examined, as these are traditional diagnostic techniques.

それから、鍼灸師は身体のさまざまな部位を検査したりや触診することがあります。伝統的な方法として脈や舌、お腹を検査することもあります。

For the treatment, specific points on the body are stimulated using needles inserted into the skin while you lie comfortably on a padded treatment table. Most people feel no or minimal discomfort during needling. The needles may be pulled out right away or retained, typically for 10 to 20 minutes, depending on the practitioner's style.

施術では、患者さんにはベッドに楽に寝ていただきながら、身体のツボに鍼を刺入させて刺激していきます。ほとんどの患者さんは刺鍼中、違和感を覚えることはないでしょう。施術者のスタイルによりますが、鍼はすぐに抜き去ることもあれば、一般的には 10 ～ 20 分ぐらい鍼を置いておくこともあります。

Other treatment modalities involve merely placing, pressing or stroking needles or metal tools against the skin. Acupuncture for infants and young children usually uses these types of techniques.

他にも、鍼や金属の道具を皮膚に接触、押圧、撫でるといった施術もあります。小児に使われる鍼もこのタイプのものです。

Moxibustion (the burning of mugwort on or near the body), electro-acupuncture, cupping and bodywork are often added to the treatment to maximize the effect of acupuncture.

お灸（もぐさを燃やし、皮膚の上や身体にかざすなどする施術法）、通電療法、吸角や徒手療法を使って施術効果の増大を図ることもあります。

How is Japanese acupuncture different from other forms?
日本の鍼治療は他とどう違うの？

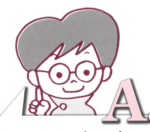

Acupuncture has been practiced in Japan since it was introduced from China in the 6th century. While many of the principles of traditional Chinese acupuncture are still applied in Japanese acupuncture, over time differences in techniques have developed.

鍼灸は 6 世紀頃に中国から伝わって以来、日本で行われています。中国の伝統的な鍼灸の原則が日本でも受け継がれていますが、時を経て違いも生じてきました。

Although there is great variation in the styles of acupuncture that are practiced in Japan, a few characteristics are shared by many styles.

There is a tendency to emphasize palpation and gentle stimulation in Japanese acupuncture styles. Most Japanese acupuncturists use very thin needles and guide tubes called "shinkan" to help make insertions painless, so patients often feel no needle sensation throughout the entire treatment. Most people find Japanese acupuncture very relaxing and soothing.

日本国内でも、鍼灸にはさまざまな流派やスタイルがありますが、共通点もあります。日本では触診を大切にし、比較的やさしい鍼刺激であることが多いのです。ほとんどの日本の鍼灸師はとても細い鍼と無痛で鍼を刺入できる「鍼管」と呼ばれる筒を使います。そのため、施術中患者さんが鍼を刺されていることを感じないことも多く、ほとんどの方がリラックスして心地よく受けていただけます。

Due to its historical background, Japanese acupuncture treatment is more closely associated with moxibustion and massage than Chinese herbal medicine. Under current Japanese law, only physicians and pharmacists can prescribe herbs in Japan.

歴史的背景から、日本の鍼は漢方よりお灸や徒手療法と関係が深く、現在の日本の法律では医師または薬剤師しか漢方を処方できません。

Other forms of acupuncture practiced in Japan are based on modern anatomy and medical science. They are often combined with the traditional forms to best fit the patient's conditions and needs.

また日本では、現代的な解剖学や医療科学を元にした鍼治療もあります。患者さんの状態やニーズに合わせて、伝統的な療法を併用されることもよくあります。

Will acupuncture and moxibustion help my problem?

鍼灸は私の症状に効きますか？

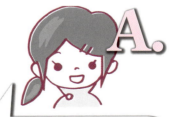

Acupuncture and moxibustion are widely known to effectively treat musculoskeletal problems, including neck, shoulder, lower back and knee pain. However, since ancient times they have also been used to treat many other conditions, including those that involve internal and mental functions.

鍼灸は頚、肩、腰や膝などの筋骨格系の症状に効果的であることはよく知られていますが、昔から内科疾患や精神疾患を含む多様な健康問題の治療に使われてきました。

Classes on Oriental medicine were recently added to the curriculum of medical schools in Japan, so physicians and patients are beginning to understand the potential of Oriental medicine.

昨今、医学部教育に東洋医学が加わったこともあり、医師や患者にも東洋医学の可能性が理解され始めてきました。

Diseases and disorders that are commonly treated with acupuncture and moxibustion include:

鍼灸でよく治療する疾患には以下のようなものがあります。

- Neurology：Neuralgia, Autonomic imbalance, Headache, Migraines
  神経系：　神経痛・自律神経失調症・頭痛・偏頭痛
- Cardiology：High or Low blood pressure
  循環器系：　高血圧・低血圧
- Musculoskeletal：Arthritis, Rheumatoid arthritis, Sciatica
  運動器系：　関節炎・リウマチ・坐骨神経痛
- Respiratory：Asthma, Bronchitis, Common cold
  呼吸器系：　喘息・気管支炎・風邪
- Gastrointestinal：Abdominal pain, Constipation, Diarrhea, Nausea, Hyperacidity, Indigestion
  消化器系：　腹痛・便秘・下痢・悪心・胃酸過多・消化不良
- Gynecology：Infertility, Menopausal symptoms, Premenstrual symptoms, Irregular period, Period pain
  婦人科系：　不妊・更年期障害・月経前症候群・月経不順・月経困難症
- Ear, Nose and Throat：Sinusitis, Tonsillitis, Sinus infection, Tinnitus (Ear ringing)
  耳鼻咽喉科系：　副鼻腔炎・咽頭炎・鼻炎・耳鳴
- Eye Disorders：Eye strain
  眼科系：　眼精疲労
- Pediatric：Night terrors, Colic, Bed-wetting
  小児科系：　夜泣き・疳の虫・夜尿症
- Psychiatry：Anxiety, Depression, Insomnia, Neurosis
  心療内科・精神科系：　不安障害・うつ病・不眠症・神経症
- Others：Postoperative pain, Toothache, Addiction control, Athletic

performance, Stress, Chronic fatigue
その他： 術後疼痛・歯痛・依存症・スポーツパフォーマンス向上・ストレス・慢性疲労

Acupuncture and moxibustion can help many other symptoms that are not listed here. Please ask your acupuncturist about anything in particular you are concerned with.

鍼灸はこのリストにない症状も多数治療することができます。特に気になる症状があれば鍼灸師にお尋ねください。

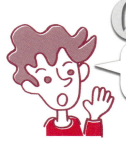

Q. How does acupuncture work?
身体にどんな作用があるのですか？

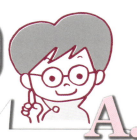

Traditional Japanese and Chinese medicine describe acupuncture as a method of balancing the flow of what is called "ki" in Japanese ("qi" in Chinese), which is often defined as a kind of energy or life-force that flows throughout the body, but particularly along pathways known as "keiraku", or meridians.

日本と中国の伝統医学では、鍼灸は経絡または "meridian" として知られる体内の通路を流れるエネルギー、または生命力である気（中国語で "チー"）の流れのバランスを図る技術であると説明しています。

"Keiraku" run in regular patterns throughout the body to energize and nourish the tissues and organs. Stimulating specific points, called "tsubo", along the "keiraku" rebalances the flow of "ki".

経絡は組織や臓腑をいきいきとさせるため、一定のパターンで身体中にはりめぐらされています。経絡上にあるツボと呼ばれるポイントを刺激することで、気の流れのバランスを整えることができます。

Illness is said to be the consequences of an imbalance of "ki". The improved energy flow from acupuncture stimulation enhances the body's natural healing abilities and promotes physical and emotional well-being.

病気は、気のバランス失調の結果だと言われます。鍼灸の刺激で気の流れが改善されれば、自然治

癒力が増し、心身の健康を保つことができます。

Researchers have found that when the body is stimulated with acupuncture, morphine-like substances called endogenous opioids are released into the central nervous system. This reduces the perception of pain and also blocks pain signals from being sent to the brain.

研究では鍼灸で身体を刺激すると、中枢神経内にモルヒネのような役割をもった物質である内因性オピオイドが放出されることが分かっています。これが痛みの感覚を抑え、痛みを脳に伝える神経経路をブロックします。

Acupuncture also activates the nervous system to improve blood flow and to eliminate the chemicals that cause pain and fatigue, as well as other internal waste products. The autonomic nervous system is also stimulated by acupuncture, regulating the digestive and cardiovascular functions and restoring health.

また、鍼灸刺激は神経を刺激して血行を促進し、痛みや疲労の原因となる物質や他の老廃物を排出する作用も持っています。鍼灸刺激は自律神経にも効果的に作用し、消化器系や循環器系などの働きを調節し、バランスを整えてくれます。

There is ongoing research into the effects of acupuncture on the body's immune system, endocrine system and anti-aging mechanisms.

最近の研究では、免疫力や内分泌系、アンチエイジングへの効果も期待され、さまざまな研究が進んでいます。

**How many treatments will I need?
How often do I have to come?**
何回治療を受けなければいけないですか？
どのくらいの頻度で通ったほうがいいですか？

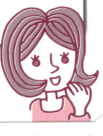
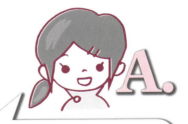

While it is fairly common to feel relief immediately or after a few treatments, patients with chronic or long-standing health problems may require more visits to achieve lasting change.

1回または数回の治療ですぐに症状が和らぐこともまれではありませんが、慢性の症状や長期間病気を患っている患者さんが変化を長続きさせるには、施術回数が増やす必要があるかもしれません。

Frequency of visits varies widely, depending on your condition. For severe, chronic conditions, scheduling several treatments close together is often more effective.

　患者さんの身体の状態によって、おすすめする来院頻度は変わります。症状が重かったり、慢性的な場合は何回かはあまり間を空けず来院されるほうが効果が高いことが多いです。

As the condition improves, treatments are needed less frequently. After seeing how your condition responds to the initial treatment, your acupuncturist can figure out roughly how many visits you will need.

　症状が改善されていけば、頻度を減らしていきます。初回の施術後に反応を見てから、鍼灸師は何回くらいの施術が今後必要かを判断します。

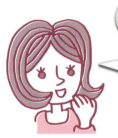

Are acupuncture and Moxibustion safe?

鍼灸は安全ですか？

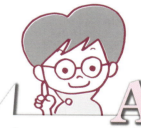

When practiced by a licensed, trained acupuncturist, acupuncture is extremely safe.

In Japan, acupuncturists are licensed by the Minister of Health, Labour and Welfare after passing an examination and graduating from an accredited technical school or college. No other health care providers except medical doctors are legally allowed to practice acupuncture and moxibustion in Japan.

　資格と経験を持った鍼灸師による施術は、とても安全だと言えます。日本では鍼灸専門学校や大学の養成施設での課程を修了し国家試験に合格した者が、厚生労働大臣免許である「はり師・きゅう師免許」を取得できます。法律上、医師を除く、他のどの医療関係者も鍼灸施術をすることができません。

Only sterile and disposable needles are used at this acupuncture clinic so there is no risk of infection.

　また、当鍼灸院では鍼は滅菌処理された使い捨てのディスポーザブル鍼のみを使用していますので、感染症の心配はありません。

If you have a pacemaker, have a tendency to bleed or bruise easily, or if you are a hemophiliac or pregnant, you need to notify your acupuncturist before receiving treatment.

ペースメーカーを入れている方、出血しやすい、あざができやすい方、また、血友病の方、妊娠されている方は施術を受ける前に必ず鍼灸師に申し出てください。

※ディスポ鍼を使用していない場合は、次のように説明します。

Although this acupuncture clinic does not use disposable needles, every needle is sterilized in a device called an autoclave, so there is no risk of infection. This sterilization method is practiced in compliance with a procedure approved by the World Health Organization.

当鍼灸院で使用する鍼はディスポーザブル鍼ではありませんが、オートクレーブという消毒滅菌器を使用しているため、感染症の感染症のリスクはありません。これは WHO（世界保健機関）が正式に認めている滅菌法です。

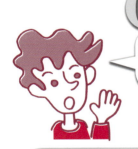

Q. Are there any side effects?
副作用はありますか？

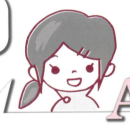

A.

There are very few side effects to acupuncture. That said, a few patients experience drowsiness after treatments. Other acupuncture side effects include fatigue, soreness, bruising at the insertion site and lightheadedness.

鍼の副作用はほとんどありませんが、眠気を感じる方もいらっしゃいます。他の副作用として、疲労感、筋肉痛のような感覚、刺鍼部位のあざ、またはふらふらする感覚などがあります。

A small number of patients will find that their symptoms worsen after the initial treatment, but it is often followed quickly by improvement.

初回施術後症状が悪化したと感じる患者さんもまれにいらっしゃいますが、その後すぐに回復していくことがほとんどです。

Methods | 各種治療法の説明

鍼療法 | Acupuncture (Hari Ryoho)

　ここからは治療法の説明文を紹介します。スタンダードである鍼・灸、あん摩マッサージ指圧に加え、灸頭鍼や低周波鍼通電療法、円皮鍼・皮内鍼、吸角などやや特殊な療法、さらに、治療後に患者さんに気をつけてほしいことについてもまとめました。

　Acupuncture enhances the body's natural healing abilities and promotes well-being by stimulating selected points, called "tsubo", of which there are said to be 361 on the body. Since the locations of tsubo may shift slightly depending on a person's condition, the acupuncturist will need to confirm their location by gently stroking or pressing on the surface of the skin before stimulation.

　Although a great variety of acupuncture styles are practiced in Japan, ranging from traditional methods to techniques based on modern anatomy and physiology, in general Japanese acupuncturists employ gentle stimulation.

　The most commonly used tools to stimulate "tsubo" are pre-sterilized disposable, ultra thin needles made of stainless steel. These needles are certified as medical devices, and come in many different sizes and shapes. Patients can feel safe when these needles are used by a licensed acupuncturist.

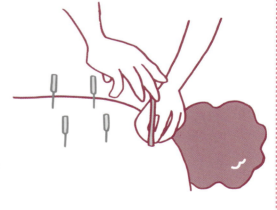

【和訳】

　全身に361個あると言われる「ツボ」というポイントを刺激することで、自己治癒的に健康状態に近づける治療法です。「ツボ」は身体の状態によって場所が移動することがあるので、鍼灸師が体表面を撫でたり押したりすることで確認してから刺鍼をします。

日本で行われている鍼治療には、伝統的なものから解剖学・生理学的なものまで、多様なテクニックがありますが、総じて刺激は軽度でやさしいものです。

ツボを刺激するために、減菌された使い捨てのステンレス製の非常に細い鍼を使用するのが最も一般的です。これらの鍼は医療機器として認可を受けていて、さまざまな太さや形状をしています。国家資格を取得した鍼灸師が使用しますのでご安心ください。

灸療法 Moxibustion (Kyu Ryoho)

Moxibustion strengthens the body's natural healing abilities by stimulating "tsubo" with heat. The heat is applied by burning moxa either directly on the skin, or indirectly using tools. It has a variety of effects on the body.

Some types of moxibustion cause a slight, short stinging sensation, while others provide gentle warmth by being applied to the body for several minutes. The practitioner will select the most appropriate method depending on the patient's condition.

Moxa is obtained by drying the soft part of the leaves of the mugwort plant, which grows well in the Japanese climate. High-quality moxa burns at a relatively low temperature, so it usually does not burn the skin, although patients with very moist skin may occasionally develop blisters.

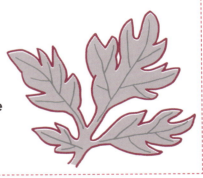

【和訳】

ツボに熱刺激を加えることで、身体の自己治癒力を高める治療法です。燃やしたもぐさで肌に直接刺激を与えるものや、道具を使って間接的に熱刺激を与えるものがあり、その効果はさまざまです。

短時間でチクッとするものから、ホカホカとしばらく温めるものがあり、身体の状態や症状によって鍼灸師がその場で施術方法を決めています。

もぐさは日本の気候風土で育った葉の柔らかなヨモギを乾燥させてつくられています。質の高いもぐさは火傷を起こすほど高熱にはなりません。ただし、肌が湿っているタイプの人は水ぶくれができてしまうこともあります。

灸頭鍼 Warm-Needle Moxibustion (Kyu-Toh Shin)

This treatment is a combination of acupuncture and moxibustion that is used to warm the body deep inside.

A ball of moxa, usually about 2-3 cm in diameter, is placed on the end of a needle that has been inserted into the body, then lit. The moxa burns about 3 cm above the surface of the skin and the radiant heat warms both the skin and the underlying tissue.

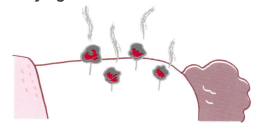

This technique is often used for chronic low back pain, muscle tension, sensitivity to cold and gynecological disorders.

【和訳】

身体の深部を温めるときに使う、鍼と灸のコンビネーションテクニックです。

直径2〜3㎝の球状にしたもぐさを、身体に刺入した鍼の頭の部分に装着して点火します。肌から3㎝ほど離れたところで灸が数分間燃えるので、輻射熱の効果によって皮膚表面と皮下の組織まで温めることができます。

慢性的な腰痛、筋肉の緊張、冷えや婦人科系の症状などによく使われます。

低周波鍼通電療法（パルス療法） Electro-Acupuncture (Hari Tsuden Ryoho / Pulse Ryoho)

This treatment involves stimulation of specific points on the body, muscles or nerves using a low-frequency electrical current. Acupuncture needles inserted into the body are attached to a device that generates electrical currents. The frequency and intensity of the pulses are set depending on the condition being treated.

During the treatment, you may experience tapping sensations, tingling or mild muscle twitching. The effect is to reduce muscle tension and pain, and enhance blood circulation. Electro-acupuncture is safe for most people, but it is not recommended for patients with pacemakers or a history of seizures or epilepsy.

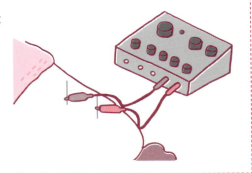

【和訳】

　低周波の電流を使って、ツボ、筋肉、神経を刺激する治療法です。身体に刺入させた鍼に電流を発生させる治療器をつなぎます。周波数や刺激の強さは症状により調節します。

　施術中は「トントン」「チクチク」といった感覚や、筋肉が不随意にピクピクすることがあります。筋肉の緊張や痛みを和らげたり、血流を促進する効果があります。ほとんどの方が安全に受けられますが、ペースメーカーをつけている患者さん、またはてんかんなどの発作の経験のある患者さんにはお勧めいたしません。

皮内鍼／円皮鍼　Intradermal Needle (Hinai Shin) Press-Tack Needle (Enpi Shin)

Intradermal needles are very short and very thin (about 3-6 mm long and 0.1 mm in diameter). They are inserted obliquely into the skin and secured with a piece of medical tape. These needles are made with small loops at the end, which prevents them from accidentally sliding too far under the skin.

Press-tack needles, which look like small thumbtacks, are inserted vertically into the skin. These needles are also very short and very thin (about 0.3-1.5 mm long and 0.2 mm in diameter).

Both types of needles are retained in the body for a few hours to several days to enhance the pain-reduction effects of treatment.
Some top athletes play with these needles inserted into their bodies, as the continuous stimulation also helps enhance sports performance.
Patients should not be able to feel these extremely small needles.

They should be removed immediately if the tape causes itchiness, comes off or causes discomfort. The needles should also be removed if the taped area gets dirty. If no discomfort is felt, the needles should be kept in place for as long as your practitioner advises, even after exercising or bathing.

【和訳】

皮内鍼はとても短くて細い鍼（長さ約３〜6mm、太さ約0.1mm）を、皮膚に対して斜めに刺し医療用テープで止めておくタイプのものです。根元がループ状になっていて、深く体内に入りすぎないようデザインされています。

円皮鍼は画鋲のような形をしていて、鍼を皮膚に対して垂直に刺します。こちらのタイプもとても短く細いです（長さ約0.3〜1.5mm、太さ約0.2mm）。

両タイプとも数時間から数日にわたり貼り続けることで、痛みを軽減させる効果を高めます。また、持続的な刺激がスポーツパフォーマンスを高めるので、「皮内鍼」をしたまま競技に臨むトップアスリート達もいます。

鍼はとても小さいため感覚はありませんが、テープがかゆく感じたり、はがれたり、違和感を生じることがあればすぐにはがしてください。貼った部分がとても汚れてしまった場合もはがしてください。問題がなければ運動や入浴後でも、鍼灸師の指定する日数貼ったままにして大丈夫です。

指圧　Shiatsu Massage

This is a traditional manual therapy that involves pressing points on the body using the fingers and palms. It may also involve joint manipulation and mobilization. Shiatsu is used to restore homeostasis by stimulating the body and to maintain and promote well-being. It is usually performed through the clothes and without oils or lotions.

【和訳】

伝統的な徒手療法の一つで、手指や手のひらを使って身体の特定部位の押圧をします。他動運動や矯正法を行ったりすることもあります。生体に対して刺激を与えることで恒常性機能を高め、健康の維持・増進を図ります。通常オイルやクリームは使わず、服の上から行います。

あん摩 Anma Massage

This is a traditional manual therapy that involves kneading, tapping, grasping, stroking and shaking. It is usually performed through clothes without oils or lotions.

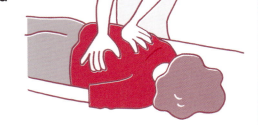

It is mainly used to reduce pain and muscle tension, and improve blood circulation. Anma massage strokes are directed away from the heart, unlike many Western massage techniques.

【和訳】

伝統的な徒手療法の一つで、揉んだり、叩いたり、握ったり、摩ったり、震わせたりします。通常オイルやクリームは使わず、服の上から行います。

主に痛みや筋肉の緊張の緩和、血流改善を目的とします。あん摩は西洋のマッサージと違って遠心性の手技です。

吸角・吸玉 Cupping Therapy (Kyukaku / Suidama)

This treatment helps promote blood flow by applying cups made of glass or plastic to the skin using a vacuum effect.

Patients often feel refreshed after cupping treatments, which help relieve muscle fatigue. Cupping may be helpful in patients who play sports to blow off steam.

The suction of the cups occasionally leaves marks on the skin, but these dissipate after a few days to a few weeks. Applying warmth to the marked area the following day will encourage the marks to dissipate more quickly.

　ガラスやプラスティックでできたカップを皮膚に吸いつかせ、吸引効果によって皮下の血流改善を行う治療法です。

　施術後のスッキリ感が特徴的で、効率よく筋疲労を回復させることができます。ストレスが多くスポーツをすることで気分転換になるような人にお勧めします。

　吸引によって跡が残ることがありますが、数日から数週間で消えていきます。翌日から温めていただければ、比較的早く内出血が消えていきます。

鍼灸治療後の 注意事項	How to Take Care of Yourself After an Acupuncture Treatment

You can resume your normal activities. You may feel more relaxed than usual. If possible, take it easy for the rest of the day. We do not recommend engaging in any excessive behavior, including strenuous physical activity, over-eating or heavy drinking.

Soreness or slight bruising infrequently occurs at the needling site. Soreness typically dissipates within a few days. Bruising should disappear within a week or two. It is nothing to worry about beyond the aesthetic inconvenience.

On rare occasions, your symptoms may worsen for a short time after the treatment. If the symptoms persist for more than a few days or continue to worsen, please contact your practitioner.

【和訳】

　普段通り過ごして構いません。いつもよりリラックスした状態になるかもしれません。可能であれば、今日1日ゆったりと過ごしてください。過度の運動、食べ過ぎ、アルコールの飲み過ぎはお勧めいたしません。

　刺鍼部位に（筋肉痛のような）違和感や軽い内出血が起きることがあります。違和感は通常数日以内になくなります。内出血の痕は、1〜2週間くらいで消えていきます。美容上の問題だけで心配ありません。

　まれに治療後、一時的に症状が悪化することがあります。2〜3日以上続いたり悪化するようなら、施術者に伝えてください。

第**6**章

これで安心！
施術同意書＆問診票は
こうつくる

治療に際して、治療家・患者さん双方に必要な書類があります。その代表的なものは、施術同意書と問診表です。外国人の患者さんを受け入れるには、これらを英文にしたものを用意する必要があります。本章では、施術同意書と問診表のサンプルを掲載します。これから開業を考えている人はそのまま使うこともできますし、すでに開業している人でも、外国人患者さんがどんなところを気にしているのかをチェックして同意書や問診表を見直してみるのもいいでしょう。

　また、Script③には、保険診療の取り扱いに関する英文を掲載しました。保険診療は、外国人患者さんからしばしば聞かれることなので、準備しておきましょう。

Script ① 施術同意書

　患者さんに施術内容の説明、施術前の注意事項、リスクなどを事前に理解してもらうことはインフォームド・コンセントとして重要です。初めて鍼灸施術を受ける外国人の患者さんはもちろんのこと、鍼灸施術を受けたことがある患者さんでも、日本の施術は他国と違うこともあるので、施術前に内容を十分に理解してもらいましょう。インフォームド・コンセントは不要なトラブルを避けるための一つの手段であると同時に、日本という異国でも患者さんにより安心して施術を受けてもらうためでもあります。

　これらの内容は口頭での説明が難しいですし、確かに理解したということに署名していただくことが大切ですので、ぜひ「施術同意書」を活用しましょう。日本では、患者さんに同意書の署名をお願いしていない治療院が多いですが、日本人同士なら暗黙の了解で通じ合ってしまうような部分もあるので、トラブルになるケースは少ないのでしょう。しかし、多種多様な人々が住み、医療訴訟の多いアメリカでは、鍼灸施術やマッサージ施術を受ける前に必ず患者さんに同意書の署名を求めます。

　施術同意書の内容は治療院によって異なりますが、一般的には施術内容の説明、施術前の注意事項、リスク、支払い、予約のキャンセルポリシー、守秘義務などについて書いておきましょう。同意書のサンプルを掲載したので、参考にしてください。サンプル同意書にはたくさんのリスクが書かれていて、患者さんが逆に施術に対して恐怖を感じてしまうのではないかと思うかもしれませんが、アメリカの治療院ではよく使用されている文言ですので安心して使ってください。サンプルを使用する際は同意書の内容、特に治療院の方針や施術内容などを確認し、必要な修正を行ったうえでお使いください。

◯◯ Clinic

Informed Consent to Treatment

（施術の承諾）

I hereby consent to be treated with acupuncture and other techniques based on Oriental Medicine by the practitioner(s) at ___治療院名___ . I understand that methods of treatment may include, but are not limited to, history-taking, physical examinations, acupuncture, moxibustion, warm needle moxibustion, electro-acupuncture, cupping and bodywork.

（鍼灸、マッサージ施術のリスク）

I understand that acupuncture is a very safe method of treatment, but that it may occasionally have some side effects, including bruising, bleeding, numbness, tingling, soreness near the needling sites that may last a few days, dizziness, fainting, or aggravation of symptoms existing prior to treatment. Extremely rare risks include infection, nerve damage, and organ puncture, including lung puncture (pneumothorax). Burns and/or scarring are a potential risk of moxibustion. I understand other side effects and risks may occur.

（施術前の注意事項）

I understand that I should not make significant movements while the needles are being inserted, retained, or removed, and while moxibustion is being applied.
I agree to inform my practitioner if I have any of the following conditions:
・A pacemaker or other electrical implant
・A bleeding disorder
・Pregnant or possibility of being pregnant
・Taking anti-coagulants (blood thinner) or any other medication.

（支払について）

I understand that regardless of my insurance status, I am responsible for all charges for services rendered. I agree to pay missed appointment fees (charged at full rate) and late cancelation fees (¥_____for cancellations with less than 24 hour notice).

（守秘義務について）

I understand that the information I share with my practitioner will be kept confidential and will not be released without my written consent.

（西洋医学の治療との違いについて）

I understand that acupuncture treatment and other complementary medicine procedures are not substitutes for treatment by my medical doctor. Acupuncturists do not diagnose modern medical diseases. If I have any concerns about what may be causing my symptoms, I will see a medical doctor.

（治療の判断と結果について）

While I do not expect the practitioner(s) to be able to anticipate and explain all possible risks and complications of treatment, I wish to rely on the practitioner(s) to exercise judgment during the course of treatment as to what they think, based upon the facts then known, is in my best interest. I understand that results are not guaranteed and I may choose to stop treatment at any time.

By voluntarily signing below I show that I have read this consent form, and I consent to having treatment. I intend this consent form to cover the entire course of treatment for my present condition and for any future condition(s) for which I seek treatment.

_____   _____   _____
Print Patient's Name   Patient's Signature   date

施術同意書（英文）のサンプル

〇〇治療院

鍼灸治療同意書

（施術の承諾）
　　私は＿＿＿（治療院名）＿＿＿の施術者による鍼灸、および他の東洋医学の施術を受けることに同意いたします。施術の方法には問診、検査、鍼、灸、灸頭鍼、低周波鍼通電、吸角や徒手治療が含まれる可能性がありますが、これらだけに限定しないことを理解いたします。

（鍼灸施術のリスク）
　　鍼をした部位の周囲に、ときおり内出血、出血、皮膚感覚の喪失、しびれ感、数日間続く痛み、めまい、失神または施術前から存在した症状の悪化などの副作用が起こる可能性のあることを理解します。非常にまれなリスクとして、感染、神経の損傷、肺の穿孔（気胸）を含む内臓の穿孔、灸では火傷や痕が残るといったリスク、その他の副作用やリスクがあるかもしれないことも理解します。

（施術前の注意事項）
　　刺鍼、置鍼、抜鍼の間、また灸をされている間は身体を大きく動かしてはいけないことを理解します。私が以下に該当する場合は、施術者に報告することに同意します。
- ペースメーカーや他の電気的機器の移植
- 出血性の疾患
- 妊娠、または妊娠の可能性
- 抗凝血剤や他の薬の服用

（支払について）
　　私の医療保険の事情にかかわらず、受けた施術に対するすべての料金の支払い責任が私にあることを理解します。予約を無断でキャンセルしたり（施術料と同額）、寸前にキャンセルした場合（予約の時間から24時間以内のキャンセルや変更は¥＿＿＿＿）はキャンセル料を支払うことに同意します。

（守秘義務について）
　　私が施術者に伝える情報は秘密情報として扱われ、私の書面での許可がない限り情報が開示されないことを理解します。

（西洋医学の治療との違いについて）
　　鍼灸治療や他の代替医療の施術は、医師による治療に代わるものではないことを理解します。鍼灸師は西洋医学に基づく診断をするものではなく、症状の原因に不安がある場合は医師の診察を受けることに同意します。

（治療の判断と結果について）
　　施術者が治療のリスクや合併症などをすべて予測し説明することはできないが、施術の時点で知り得る事実をもとに、私にとって最善だと思われる判断を施術者に委ねることを望みます。治療の結果は保証されるものではなく、どの時点でも私が治療の中止を選択できると理解します。

　　自らの意思で以下に署名することにより、私はこの同意書を読んだことを証明し、施術を受けることに同意します。この同意書は現在の症状の治療、および今後受ける治療の全工程にわたって適用されることを意味します。

_____　　_____　　_____
患者氏名　　　　　　　　　　　署名　　　　　　　　　　　　日付

施術同意書（和文）のサンプル

　一般的な鍼灸マッサージ治療の流れのなかで、最も語学力を要するのが問診です。問診は患者さんに必要な質問をし、それに対する答えを理解し、情報を正確に把握しなければなりません。さまざまな症状、症状の表現や医療用語の知識も必要です。その負担を軽減するために英語の問診票を活用しましょう。

　普段使っている日本語の問診票よりも質問を詳しくして、なるべくたくさんの情報を患者さんに記入してもらうことをお勧めします。「患者さんにたくさん書いてもらうのは迷惑ではないか」と心配する方もいるかもしれませんが、特に訴訟の多いアメリカでは、患者さんは何ページにもわたる問診票を書かされるのが一般的になっています。患者さん自身に書いていただいたものが記録として残ることで、トラブル防止にもつながります。

　この章では比較的コンパクトにまとめた問診票のサンプル（p.146 ～ 149）と、付録に問診票の材料となる質問項目のリスト（p.160 ～ 181）を掲載しました。問診票で重きを置く項目や質問は施術者により異なります。リストから必要な内容をピックアップし、使いやすいように並び替えて、自分用にカスタマイズした「英語問診票」をつくってぜひ役立ててください。

　また、患者さんが問診票の趣旨を理解し、より正確に記入できるよう、以下のような説明文を添えることもお勧めします。

Thank you for choosing our clinic.

Successful treatments are only possible when the practitioner has a full understating of the patient physically and mentally. Please complete this health form as thoroughly as possible.

All the information provide will be kept confidential and treated accordingly.

If your health status changes in the future, please let the practitioner know.

【和訳】

　本日はご来院ありがとうございます。

　施術者が患者さんの心身の状態をしっかりと把握して初めて、成果のある施術を行うことができます。この問診票はできる限り正確に記入してください。

　ご記入いただく情報はすべて守秘義務により、適正な取り扱いを行います。

　今後、健康状態に変化があった場合は、施術者にお伝えください。

New Patient Health History Form

No. _____

Patient General Information	Date: MM / DD / YYYY

Family Name:	Given Name:	Gender: □M □F

Date of Birth: MM / DD / YYYY	Contact Number in Japan:

Home Address:

Local Address (if different from home address) or Hotel Name:

Emergency Contact Name:	Number:	Relationship:

Nationality:	Native Language:	Occupation:

How did you hear about this clinic?
□ Internet search (site name:) □ Referral (name:
□ Magazine   □ Social Network   □ Street sign   □ Other (   )

Have you ever been treated with acupuncture before? □No □Yes Where? (   )

What are you seeking in acupuncture treatment?
□ relief of symptoms □ energy balancing □ preventative care □ relaxation □ aesthetic purpose □ other (   )

Main Complaint(s)

Please mark the areas of pain or discomfort on the figures below, using the appropriate symbols.

sharp pain (✕)   dull pain (○)   stiffness (△)   soreness (◎)
numbness (□)   tingling(v)   burning pain (///)   others (●)

<Please describe in details>

How do you rate your discomfort? (0 = no discomfort, 10 = severe-unable to perform daily tasks)   < 0 - 2 - 4 - 6 - 8 - 10 >

When did the problem(s) begin? _____ (days, weeks, months, years) ago

What do you think caused the problem(s)?

To what extent does the problem interfere with your daily activities, such as work, sleep. eating, recreation?

Does anything make the condition better? □No □Yes If yes, what? (e.g. heat, cold, massage, pressure, moisture, rest, exercise, medications)

Does anything make it worse？ □No □Yes If yes, What? (e.g. heat, cold, massage, pressure, damp, rest, exercise, medications)

What are your treatment goals and expectations?
□ temporary relief of symptoms   □ eliminate root of problem if possible   □ lessen habits which caused / worsen the condition
□ maintenance care   □   other   (

Have you been given a diagnosis for this problem? □No □Yes If yes, what?

What other types of treatment have you tried?

問診票（英文）のサンプル／表面

New Patient Health History Form（日本語）

No. _____

患者さま基本情報	Date:	MM / DD / YYYY

姓：	名：	性別： □男 □女

生年月日： 月 / 日 / 年	日本での連絡先電話番号：

自宅住所：

日本での住所（上記と異なる場合）またはホテル名：

緊急連絡先 名前：	電話番号：	ご関係：

国籍：	母国語：	職業：

何で当院をお知りになりましたか？
□ インターネット検索（サイト名：   ） □ ご紹介|（お名前：   ）
□ 雑誌　□ SNS　□ 看板　□ 他（   ）

今までに鍼灸治療を受けられたことはありますか？ □ いいえ □はい どこで？（   ）

鍼灸治療をどのような目的で受けられますか？
□ 症状の改善 □ エネルギー（気）のバランス調整　□ 予防ケア □リラクゼーション　□ 美容 □ 他（   ）

主訴

該当する症状のマークを使って下記の人体図に症状のある部分を示してください。

鋭い痛み（×）	鈍い痛み（○）	コリ（△）	筋肉痛（◎）
感覚のないしびれ（□）	チクチクするしびれ（v）	焼灼痛（///）	その他（●）

<詳しく説明してください>

症状の程度はどのくらいですか？（0 ＝ 症状なし, 10 ＝ 日常生活が送れないほど酷い）　< 0 - 2 - 4 - 6 - 8 - 10 >

症状はいつ始まりましたか？ _____ （ 日, 週, 月, 年 ）前

原因に心当たりはありますか？

仕事、睡眠、食事、余暇などの日常生活にどのくらい支障をきたしていますか？

何かで楽になりますか？ □ いいえ □はい はいの場合、何でですか？（例：温める, 冷やす, マッサージ, 圧, 湿度, 安静, 運動, 薬）

何かで悪化しますか？ □ いいえ □はい はいの場合、何でですか？（例：温める, 冷やす, マッサージ, 圧, 湿度, 安静, 運動, 薬）

治療の目的または期待することは何ですか？
□ 一時的な症状の緩和　□ 可能であれば問題を根本から除去　□ 原因や増悪因子となっている習慣を減らしたい
□ メンテナンスケア　　□ 　その他　（

この症状の診断を受けたことがありますか？ □ いいえ □はい はいの場合、診断は何でしたか？

他に試された治療は何ですか？

問診票（和文）のサンプル／表面

New Patient Health History Form

No. _____

Medical History	Significant diagnoses (please check any that apply)

☐ Blood disorder / Bleeding problems   ☐ Diabetes   ☐ Asthma   ☐ Heart disease   ☐ High blood pressure

☐ Hepatitis (A, B, C, D, E)   ☐ HIV/AIDS   ☐ Tuberculosis   ☐ Thyroid problems   ☐ Pacemaker   ☐ Rheumatoid arthritis

☐ Depression / other mental illness   ☐ Neurological diseases (e.g.MS, Parkinson's)   ☐ Chemical dependency [type(s)]

☐ Cancer [type(s) and date(s)]

Any other illnesses, trauma (e.g. auto accidents, falls), childhood illnesses, infectious / skin diseases

Surgeries / procedures [date(s)]

Allergies (foods, drugs, chemical, environmental)

Medications / supplement and purposes (e.g. Warfarin - blood clots)

Lifestyle	How do you feel about the following areas of your life currently?

Exercise	☐ Too much	☐ Enough	☐ Not enough	☐ Need to start	☐ No interest
Appetite	☐ Great	☐ Good	☐ Fair	☐ Poor	
Stress level	☐ Very high	☐ High	☐ Not too much	☐ None	
Stress management	☐ Great	☐ Good	☐ Fair	☐ Poor	
Energy	☐ Great	☐ Good	☐ Fair	☐ Poor	☐ No Energy
Sleep	☐ Great	☐ Good	☐ Fair	☐ Poor	

How many hours? _____ hrs. / night   ☐ Difficulty falling asleep ☐ Wake up easily ☐ Wake up more than once to urinate ☐ Tired in the morning

Daily water intake	_____ / day	Drink alcohol	☐ No ☐ Yes How many drinks? _____ / week
Daily Caffeine intake	_____ / day	Smoke cigarettes	☐ No ☐ Yes How many? _____ / day

Signs and Symptoms	Please check any symptoms you are currently experiencing.

General	Ears, nose & throat	Urinary
☐ Feel cold easily	☐ Ear ringing (high / low pitched) (please circle)	☐ Frequent urination / Urgent urination
☐ Feel hot easily	☐ Poor hearing	☐ Wake to urinate more than once
☐ Cold hands / feet	☐ Meniere's disease	☐ Recurrent bladder infection / Cystitis
☐ Hot flashes	☐ Hay fever / pollen allergy (please circle)	**Gynecology**
☐ Night sweats	☐ Sinus infections / Sinusitis (please circle)	☐ Painful periods
☐ Heat sensations in hands, feet, chest	☐ Snoring	☐ Irregular periods
☐ Bruise / Bleed easily	☐ Globus sensation (Lump in throat)	☐ Premenstrual syndrome (PMS)
☐ Sudden weight loss (____kg/lb. in _____)	☐ Teeth grinding	☐ Are you pregnant? Yes / No / Maybe
☐ Sudden weight gain (____kg/lb. in _____)	**Respiratory**	☐ Infertility (How long? _____mo. / yrs.)
☐ Fatigue / get tired easily	☐ Chronic cough	☐ Western fertility treatments (How long? _____)
☐ Edema (Where? _____)	☐ Chest tightness	☐ Menopause symptoms (_____)
☐ Catch colds easily / frequently	☐ Difficulty breathing	**Neuropsychological**
☐ Anemic	☐ Shortness of breath	☐ Epilepsy
☐ Dizziness	☐ Asthma	☐ Poor concentration
☐ Headaches	**Cardiovascular**	☐ Poor memory
☐ Migraines	☐ High blood pressure	☐ Easily susceptible to stress
☐ Food cravings (What?_____)	☐ Palpitations	☐ Easily angered
☐ Swollen joints (Where? _____)	☐ Chest pain	☐ Anxiety
☐ Joint pain (Where? _____)	☐ Irregular heartbeat	☐ Depression
☐ Muscle stiffness (Where? _____)	**Gastrointestinal**	**Skin**
☐ Muscle cramps (Where?_____)	☐ Nausea	☐ Eczema
☐ Insomnia / Difficulty falling asleep	☐ Indigestion / acid reflux / GERD (please circle)	☐ Hives
Eyes	☐ Stomach pain	☐ Dry skin / Oily skin (please circle)
☐ Poor vision	☐ Poor appetite	Other concenrs or comments:
☐ Eye strain	☐ Gas (Belching / Flatulence) (please circle)	
☐ Eye pain	☐ Diarrhea	
☐ Eye disorders (_____)	☐ Constipation	

問診票（英文）のサンプル／裏面

New Patient Health History Form（日本語）　　No. _____

<table>
<tr><th colspan="5">既往歴</th><th colspan="5">過去に受けた診断で該当する項目にチェックしてください</th></tr>
</table>

☐ 血液や出血性の疾患	☐ 糖尿病	☐ 喘息	☐ 心疾患	☐ 高血圧
☐ 肝炎 (A, B, C, D, E)　☐ HIV/エイズ	☐ 結核	☐ 甲状腺疾患	☐ ペースメーカー	☐ 関節リウマチ
☐ うつ病や他の精神性疾患	☐ 神経系疾患（多発性硬化症, パーキンソン病など）	☐ 薬物中毒 [種類:		]
☐ がん [種類と日付:				]

他の病気、ケガ（例：車の事故や転倒）、子どもの頃の病気、感染症、皮膚の問題など

手術・治療 [日付]

アレルギー（食べ物、薬品、環境など）

服用中の薬、サプリメントとその目的（例：ワーファリン―血栓予防や治療）

<table>
<tr><th colspan="5">生活習慣</th><th>現在以下に関してどう感じていますか？</th></tr>
</table>

運動	☐ やり過ぎている	☐ 十分している	☐ 足りていない	☐ 始めたい　　☐ 興味なし
食欲	☐ とてもよい	☐ よい	☐ 普通	☐ あまりない
ストレスレベル	☐ とても高い	☐ 高い	☐ それほどない	☐ ない
ストレス管理	☐ とてもよくできている	☐ よくできている	☐ 普通	☐ よくできていない
元気度	☐ とても元気	☐ 元気	☐ 普通	☐ 元気でない　☐ 全く元気なし
睡眠	☐ とてもよい	☐ よい	☐ 普通	☐ よくない

睡眠時間? _____ 時間／一晩　　☐ 寝付きが悪い　☐ すぐ目が覚める　☐ トイレで2回以上起きる　☐ 朝疲労感が残る

水の摂取量	_____ /1日	お酒を飲む	☐ いいえ ☐ はい 摂取量 _____ / 週
カフェイン飲料の摂取量	_____ /1日	タバコを吸う	☐ いいえ ☐ はい 1日 _____ 本

<table>
<tr><th colspan="3">他の兆候や症状</th><th>現在の状態に該当する項目にチェックしてください</th></tr>
</table>

総合的	耳　鼻　咽喉	泌尿器系
☐ 寒がり	☐ 耳鳴り（高音・低音)(〇してください)	☐ 頻尿／突然の尿意
☐ 暑がり	☐ 聴力低下	☐ 夜間頻尿で2回以上起きる
☐ 手足の冷え	☐ メニエール病	☐ 繰り返す膀胱感染症/膀胱炎
☐ ホットフラッシュ（のぼせ）	☐ 鼻炎／花粉症（〇してください）	**婦人科系**
☐ 寝汗（盗汗）	☐ 副鼻腔感染症／副鼻腔炎（〇してください）	☐ 生理痛
☐ 手足・胸部の熱感（五心煩熱）	☐ いびき	☐ 生理不順
☐ あざができやすい、出血しやすい	☐ 梅核気	☐ 月経前症候群
☐ 急激な体重減少（ __kg/lb.期間 _____ ）	☐ 歯ぎしりをする	☐ 妊娠中ですか? はい／いいえ／可能性あり
☐ 急激な体重増加（ __kg/lb.期間 _____ ）	**呼吸系**	☐ 不妊症（期間 _____ ヶ月/年）
☐ 疲れやすい	☐ 慢性の咳	☐ 西洋医学の不妊治療中（期間 _____ ）
☐ むくみ（場所? _____ ）	☐ 胸部絞扼感	☐ 更年期障害（症状: _____ ）
☐ 風邪をひきやすい、頻繁にひく	☐ 呼吸しにくい	**神経心理学系**
☐ 貧血	☐ 息切れ	☐ てんかん
☐ めまい	☐ 喘息	☐ 集中力低下
☐ 頭痛（緊張性）	**循環器系**	☐ もの忘れが多い
☐ 偏頭痛	☐ 高血圧	☐ ストレスを感じやすい
☐ 食物渇望（何？ _____ ）	☐ 動悸	☐ カッとなりやすい
☐ 関節の腫れ（場所 _____ ）	☐ 胸痛	☐ 不安症
☐ 関節の痛み（場所 _____ ）	☐ 不整脈	☐ うつ病
☐ 筋肉のこり（場所 _____ ）	**消化器系**	**皮膚**
☐ 筋肉がつる（場所 _____ ）	☐ 吐き気	☐ 湿疹
☐ 睡眠障害	☐ 消化不良／呑酸／逆流性食道炎（〇してください）	☐ 蕁麻疹
目	☐ 腹痛	☐ 乾燥肌／脂性肌（〇してください）
☐ 視力が悪い	☐ 食欲減退	その他ご要望・心配事など:
☐ 眼精疲労	☐ ガスがたまる（げっぷ／おなら）	
☐ 目の痛み	☐ 下痢	
☐ 目の病気（病名: _____ ）	☐ 便秘	

問診票（和文）のサンプル／裏面

　外国人の患者さんから受ける質問で意外と多いのが、保険の取り扱いについてです。いきなり口頭で、かつ英語で説明するのはとてもハードルが高い事項なので、事前に説明書を用意して待合室に置いておいたり、パネル化して掲示しておくとよいでしょう。

　本項では海外の医療保険と日本の健康保険に加入している場合のそれぞれの説明文に加え、医療費控除についての案内の例を掲載したので、参考にしてください。また、医療保険に関するフレーズは第3章p.61 〜 62を参照してください。

（1）海外の医療保険に加入している患者さんの場合

　外国人の患者さんから自身の国の医療保険を使って施術を受けたいと言われたけれど、治療院としては直接海外の保険会社とやり取りしないことがほとんどかと思います。このような場合は、以下のような文言で対応することができます。英語の領収書や保険会社からの書類に、治療院の情報や施術の内容を記入する必要があるかもしれませんので、保険会社への確認を患者さんにお願いしましょう。

　なお、基本的には、欧米に比べて日本の施術料金はそれほど高くありません。欧米では補完・代替医療を受けられる医療保険は増えてきてはいるものの、実際には日本で保険を利用して施術を受けようとする外国人の方はそれほど多くないと思われます。

Information on Foreign Health Insurance Plans

　We do not bill foreign health insurance plans directly and we do not accept co-payments. Please check your insurance plan for details about your coverage. If your insurance plan covers acupuncture (massage) treatments you receive in Japan, we will provide you with receipts to submit to your insurance company for reimbursement. However, you still need to pay for the treatment at each visit.

【和訳】

　海外の医療保険をお持ちの場合でも、当院では海外の保険会社に直接請求を行ったり、Co-payment（保険会社から決められている一定の患者の自己負担額）でお支払いいただくことはできません。まず、ご自身の保険の内容についてご確認ください。もし日本での鍼灸（マッサージ）治療代がカバーされていれば、当院では領収書を発行いたしますので保険会社に償還の請求をしてください。その場合でも、治療費はご来院のたびにお支払いいただく必要があります。

保険診療を取り扱っている鍼灸院なら、日本国内の健康保険に加入している外国人の患者さんが来院することも考えられます。鍼治療はどのようなケースなら保険適応となるのかを尋ねられた際の案内には、以下の説明をすればOKです。

If You Are Covered by the Japanese Health Insurance System...

Acupuncture treatments for the following health conditions are covered by the Japanese health insurance system (National Health Insurance or Employee's Health Insurance) with a physician's consent.

  *Neuralgia (e.g. Sciatica)
  *Rheumatoid arthritis (RA)
  *Low back pain
  *Frozen shoulder
  *Cervico-brachial syndrome (pain, numbness, weakness, and swelling of the neck and shoulder)
  *Aftereffects of cervical sprain (e.g. Whiplash)
  *Other conditions that involve chronic pain

You need to obtain a doctor's consent form, called a "doisho", from a physician in advance if you want insurance to cover the treatment. Please ask the clinic staff for the form.

Acupuncture treatments for injuries caused by automobile accidents are covered by Automobile Liability Insurance. Please contact the insurance company that is dealing with the accident.

【和訳】

医師の同意があれば以下の症状に対しての鍼灸治療が健康保険（国民健康保険または社会保険）の適応となります。

  ＊神経痛（坐骨神経痛など）
  ＊リウマチ
  ＊腰痛症
  ＊五十肩
  ＊頚腕症候群—頚から肩、腕にかけてしびれて痛むもの

＊頚椎捻挫後遺症—ムチウチ症など

＊その他、これに類する慢性的な疼痛のある疾患

　医師の同意書は施術を受ける前にもらってきていただく必要があります。同意書のフォームが必要な方はお申し出ください。

　その他、交通事故の傷害や後遺症などは自賠責保険の適用になりますので、事故を取り扱う保険会社に尋ねてください。

(3) 鍼灸・マッサージ治療費の医療費控除について

　外国人の方でも「居住者」とみなされる場合は、日本人と同じように確定申告をすれば医療費控除を受けることができます。「居住者」とは日本国内に住所があるか、1年以上日本に居所を有する人を指します。日本人でも鍼灸マッサージ施術が控除の対象になることを知らない人が多いですが、外国人の患者さんにも以下のような説明をするとよいでしょう。ちなみに、日本人同様、日本国内だけでなく国外で支払った医療費も控除の対象になります。

Tax Deduction for Medical Expenses

　If you are a Japanese citizen or resident, payments for acupuncture and massage are tax deductible along with other medical expenses, including the amount spent on family members. The total amount must exceed 100,000 yen (or 5% of your total income if your total income is less than 2 million yen), limited to a maximum yearly deduction of 2 million yen. You need to include the receipts from the clinic and other medical facilities when you file your tax return. Please be sure to keep all the receipts if you think you may claim this benefit.

　Please check with your local tax office or tax accountant for details. Information is also available on the National Tax Agency website.

【和訳】

　日本国民または居住者は、鍼灸・マッサージ治療代に他の医療費、また家族のために支払った医療費を合算した費用が10万円（または総所得金額が200万円未満の方は総所得の5％）を超えた分に対し、所得控除を受けることができます。控除を受けられる医療費の上限は200万円までです。確定申告の際に医療費の領収書を添付します。医療費控除を受ける可能性のある方は、領収書を保管しておくようにしましょう。

　詳しくは近くの税務署または税理士にお尋ねください。国税庁のホームページにも情報が載っています。

第7章
外国人患者にやさしい
ホームページのつくり方

ホームページは今や、治療院をPRするのになくてはならないものとなりました。開業されている読者の方は、口コミやポスティングチラシではなく「ホームページを見て来ました」という声を新規の患者さんから聞くことも多いのではないでしょうか。ましてや、日本での人脈や土地勘の少ない外国人にとって、インターネットは治療院を探す最大の手段と言っても過言ではありません。

　では、英語のホームページはどのようにつくればいいのでしょうか。本章は、無料のホームページ作成サイトを活用してつくったサンプルを例に、英語ホームページにおいて必要にして十分なポイントを解説します。

　下記のサンプルページでは、主なコンテンツとして「治療院名」「連絡先」「治療院紹介」「施術メニュー」「スタッフ紹介」「施術料金・施術時間」「施術症例」「アクセス」の8つを挙げ、それぞれ盛り込むべき情報や使用する単語の選び方などを説明していきます。

　今回挙げた例以外にも、"**Testimonials**"（患者さんの感想）、"**Online appointment**"（オンライン予約フォーム）、"**Forms**"（問診票など）の添付、"**FAQ**"（よくある質問。第5章参照）、"**Payment methods**"（支払い方法）などのコーナーを付け加えてもよいでしょう。

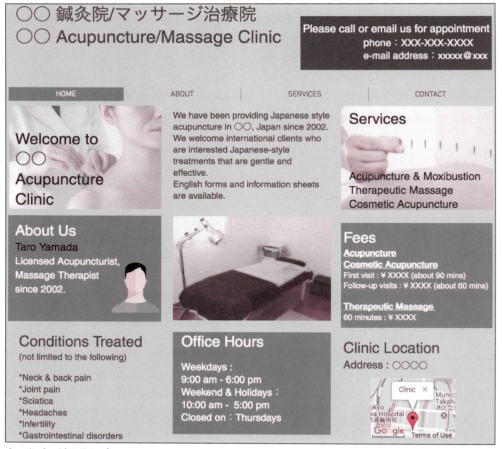

ホームページのサンプル

治療院名

○○ 鍼灸院/マッサージ治療院
○○ Acupuncture/Massage Clinic

まずは治療院名です。名前に "**Clinic**" をつけず、"○○ **Acupuncture**" や "○○ **Massage**" とする治療院名も一般的です。

連絡先

Please call or email us for appointment
phone：XXX-XXX-XXXX
e-mail address：xxxxx@xxx

ここでは電話番号も表示しましたが、電話での英語対応が難しい場合はメールのみの予約方法にすることをお勧めします。

「ご予約は電話かE-mailでお願いいたします」といった文章は、"**Please call or e-mail us for appointment.**" でOKです。メールについては、迷惑メール防止のために入力フォームのページを用意している治療院も多いと思います。その場合は "**Online appointment here**" という文言とともにリンクを表示させます。

また、予約診療のみ受付の場合は "**By appointment only**" と合せて表示しておきましょう。予約なしの飛び込み来院でも受け付ける場合は、"**Walk-ins are welcome.**" と表示してあげると分かりやすくて親切です。

治療院紹介

We have been providing Japanese style acupuncture in ○○, Japan since 2002.
We welcome international clients who are interested Japanese-style treatments that are gentle and effective.
English forms and information sheets are available.

【和訳】
私たちは2002年より、日本の○○（地名）で日本式の鍼とマッサージ治療を提供しています。日本式の治療は優しく、効果的であるとされていますが、当院ではそういった治療に興味のある外国からの患者さまのご来院を歓迎いたします。
なお、当院では英語の問診票、施術同意書、ご案内などを用意しております。

外国人の方がご紹介なしに日本の治療院を訪れるのには勇気がいるかもしれませんが、このような説明があると格段に来院しやすくなります。鍼灸マッサージ治療院にいらっしゃる患者さんは "**patient**" とも "**client**" とも呼ばれることがあります。"**patient**" のほうがより「医療を受ける人」というニュアンスが強いのに対して、"**client**" は美容や身体のメンテナンス、リラクゼーションなどを目的にいらした「お客さま」というニュアンスが強くなります。自院のスタンスによって使い分けることで、患者さんの希望する施術とのミスマッチを防ぐことに役立ちます。

施術メニュー

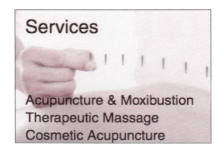

英語では「施術メニュー」のことを、一般的には“**Services**”と言います。

治療院で提供している施術メニューの項目をリスト化したり、詳しい治療内容を加えると、外国人の方にも治療院のタイプが想像しやすくなるでしょう。

なお、例では、マッサージ施術を単なる「リラクゼーションのもみほぐし」と区別するために“**Therapeutic**”（「治療」の意）と付けています。また、他のいろいろな徒手療法も含めて“**Bodywork**”と呼ぶこともあります。

スタッフ紹介

About Us
Taro Yamada
Licensed Acupuncturist,
Massage Therapist
since 2002.

“**About Us**”とは「私たちについて」という意味です。このコーナーでは、施術者や治療院スタッフの紹介、経歴などを写真付きで紹介します。

海外の鍼灸院のサイトには学歴、経験、専門などのプロフィールを詳しく書いているものが多くありますので、スペースが許せばどんどん書いていきましょう。

また、“**Lisenced**”と入れることで国家資格を保有していることをアピールすることができます。ここでは“**Acupunctuist**”のみ表示しましたが、「きゅう師」も入れたい場合は“**Licensed Moxibustionist**”と加えればOKです。

施術料金・施術時間

Fees
Acupuncture
Cosmetic Acupuncture
First visit : ¥ XXXX (about 90 mins)
Follow-up visits : ¥ XXXX (about 60 mins)

Therapeutic Massage
60 minutes : ¥ XXXX

【和訳】
料金
鍼／美容鍼
初回：¥xxxx（約90分）
2回目以降：¥xxxx（約60分）

マッサージ施術
60分：¥xxxx

料金と所要時間を分かりやすく明記しましょう。観光や仕事の合間ぴったりの時間だけ施術を受けたい患者さんや、料金に対して時間がどれくらいかを見て判断する患者さんもいます。あらかじめ施術時間を明記しておけば、余計な説明を回避できます。

治療費と別に「初診料」がある場合は、別途“**New patient fee**”と記載することもできます。

施術症例

Conditions Treated

(not limited to the following)

*Neck & back pain
*Joint pain
*Sciatica
*Headaches
*Infertility
*Gastrointestinal disorders

【和訳】
当院で施術を行う症状の例
（以下に限定されるわけではありません）
・頚肩・背中・腰の痛み
・関節の痛み
・坐骨神経痛
・頭痛
・不妊
・消化器疾患

　患者さんが治療院を選ぶポイントとして、その治療院がどんな症状に対する治療を得意としているのかということも見逃せません。"**Tension and Stress**"（こりとストレス）や"**Insomnia**"（不眠症）なども、外国人の方が鍼灸マッサージ院を訪れる目的として多い症状です。

アクセス

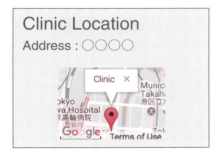

Clinic Location

Address：○○○○

　最近では、スマホで地図を見ながら目的地を探す人が多いです。特に日本に旅行に来ていたり、来日したばかりの人は土地勘がないので地図アプリが手放せないはずです。ポピュラーなGoogle mapなどで自院の位置情報を表示して、ホームページに貼り付けることをお勧めします。特に行き方が難しい場所の場合は、詳しい説明文も入れてあげましょう。

付録
問診票に使える質問項目一覧

第8章では、いくつかの質問に絞った問診票をサンプルとして掲載しました。しかし、問診は施術者によって聞きたいポイントが異なるもの。一例のみの問診票では使えない場合も考えられます。そこで、できる限り多様な質問項目や答えの選択肢を想定し、付録としてまとめました。独自の問診票作成に活用するのはもちろん、対話による問診でのフレーズ集・単語集として使うのもお勧めです。

基本情報　General Information			
姓：	名：	Given name Last name	Given name First name
性別（○してください） [男性　/　女性]		Gender (please circle) [M (Male)　/　F(Female)]	
年齢：		Age：	
生年月日（西暦年 / 月 / 日）： 　　　　　／　　　　　／		Date of birth（MM/DD/YYYY）： 　　　　　／　　　　／	
国籍：		Nationality：	
言語：		Native language：	
身長：　　　　　　　　　cm		Height：　　　　　　　　cm	
体重：　　　　　　　　　kg		Weight：　　　　　　　　kg	
結婚歴（当てはまるものに○してください） [未成年　/　独身　/　既婚 　/　離婚　/　別居　/　死別]		Marital status (Please circle) [Minor　/　Single　/　Married 　/　Divorced　/　Separated　/　Widowed]	
現住所：		Home address：	
日本での住所・ホテル名（上記と異なる場合）：		Local address / Name of hotel (if different from above)：	
メールアドレス：		E-mail address：	
連絡先（自宅電話番号・携帯電話番号）：		Contact phone number (home phone, mobile phone)：	

職業：	Occupation：
日本国内での緊急時連絡先（名前・電話番号・関係）：	Emergency contact in Japan (name, phone number, relationship)：
どのようにして当院をお知りになりましたか？ （✔してください） ☐ インターネット検索 ☐ ご紹介（名前：＿＿＿＿＿＿＿＿＿＿＿） ☐ 雑誌 ☐ フェイスブック ☐ 看板 ☐ パンフレット ☐ チラシ	How did you hear about our clinic? (please check) ☐ Internet search ☐ Referral (Name: ＿＿＿＿＿＿＿＿＿＿) ☐ Magazine ☐ Facebook ☐ Street sign ☐ Brouchure ☐ Flyer
以前に鍼や他の東洋医学の治療を受けたことがあります か？　あれば、どのような治療と症状でしたか？	Have you ever been treated with acupuncture or Oriental medicine before? If yes, please describe the treatment and the conditions.
鍼灸（マッサージ）治療にどのようなことを求めますか？ （✔してください） ☐ 症状の緩和 ☐ 気を整える ☐ 予防ケア ☐ ストレスマネージメント ☐ 季節ごとの体の調整 ☐ その他（＿＿＿＿＿＿＿＿＿＿＿）	What are you seeking from acupuncture (massage) therapy? (please check) ☐ Relief of symptoms ☐ Energy balancing ☐ Preventive care ☐ Stress management ☐ Seasonal attunement ☐ Other（＿＿＿＿＿＿＿＿＿＿）
他に何か気になることや質問があれば記入してください：	Please describe any other concerns or questions you would like to discuss：

慣習、信念、宗教上のことで施術に影響する可能性があり、施術者が予め知っておくべきことがあれば記入してください：	Please notify us of anything regarding your culture, beliefs or religeous practices that may affect the treatment：

既往歴　Medical History	
過去の大きな手術、ケガ（交通事故など）、病歴（子供の頃の病気を含む）を記載してください（日付）：	Please describe any major surgeries, trauma (i.e., auto accidents), or illnesses you have had (including childhood illnesses). Please include dates.：
食品や薬などで過敏に反応するものやアレルギーのあるものを記載してください。	Please list any foods, drugs, or other substance you are hypersensitive or allergic to.
現在医療機関を受診していますか？　「はい」の場合、理由は何ですか？ [　はい　／　いいえ　]	Are you currently under the care of a physician? If yes, for what? [　Yes　／　No　]
現在服用中の薬、ビタミン剤、サプリメントを記入してください。 （例　ワーファリン　目的：＿＿＿＿＿＿）	Please list any medications, vitamins, or supplements you are taking. (i.e., Warfarin. Purpose：＿＿＿＿＿)
子供の頃の健康状態はいかがでしたか？ （○してください） [　とてもよかった　／　よかった　／　普通 ／　よくなかった　]	How was your general health as a child? (please circle) [　Excellent　／　Good　／　Average ／　Poor　]
ペースメーカーを入れていますか？ [　はい　／　いいえ　]	Do you have a pacemaker? [　Yes　／　No　]

現在、感染する病気にかかっていますか？　はいの場合、病名を記載してください。 [はい　/　いいえ　] 　↳ (＿＿＿＿＿＿＿＿＿＿＿＿＿)	Do you currently have any infectious diseases? If yes, please provide details. [Yes　/　No　] 　↳ (＿＿＿＿＿＿＿＿＿＿＿＿＿)
ご両親やご兄弟の主な病気を記載してください。	Please list any major illnesses your parents or siblings have had.
視力：右）＿＿＿＿　左）＿＿＿＿	Vision : R)＿＿＿＿　L)＿＿＿＿
血圧：＿＿＿＿ / ＿＿＿＿	Blood pressure : ＿＿＿＿ / ＿＿＿＿ mmHg.

主訴と現在の状態　Current Health Status and Chief Complaints	
主訴	Main concern / Main problem / Main complaint / Main issue
本日ご来院の理由	Primary reason for your visit today
痛みやお悩みのある部位に○をつけて示してください	Please indicate any painful or distressed areas by circling the body parts in the diagrams.

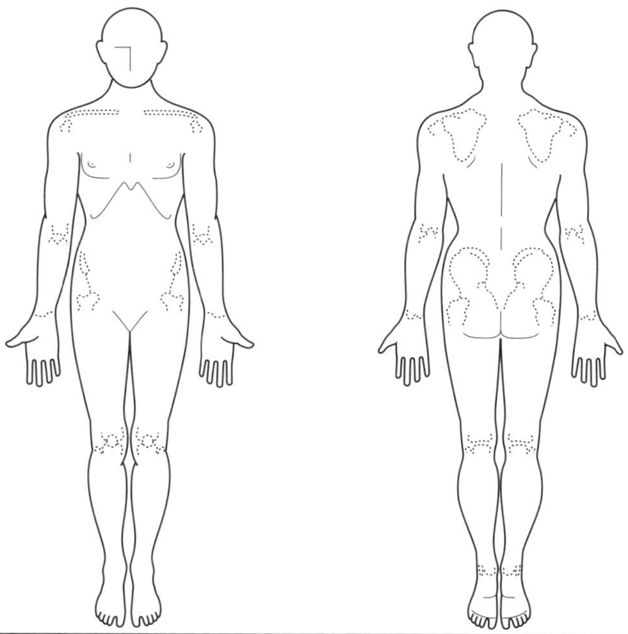

付録

問診票に使える質問項目一覧

症状はいつからですか？	When did the problem begin?
どのくらいこの状態が続いていますか？	How long have you had this condition?
何か原因に思い当たることはありますか？	What do you think caused the problem?
どのように始まりましたか？	How did it start?
何で改善しますか？	What seems to make it better?
何かで悪化しますか？	What seems to make it worse?
主訴の症状は仕事、睡眠、食事、余暇などの日常生活にどの程度影響がありますか？	How much does the problem interfere with your daily activities, such as work, sleep, eating, and recreation?
現在主訴の程度は（1から10のスケールで）どのくらいですか？（スケールに○してください） 0　2　4　6　8　10 痛みなし　　中程度　　最悪	How severe is your problem right now (on a scale of 1 to 10)? (please circle) 0　2　4　6　8　10 no pain　　moderate　　worst

どのような変化（改善）を求めますか？　治療に何を期待しますか？（当てはまるものに✔ してください） ☐ 一時的な症状の緩和 ☐ （可能であれば）根本原因の除去 ☐ 症状を起こしていたり、悪化させている習慣（癖）を減らす、またはなくす ☐ メンテナンス・ケア（健康維持のための定期的な調整） ☐ その他 （　　　　　　　　　　　　　　　　　　　　　　）	How would you like the problem to change? What do you expect from treatment? (please check) ☐ Temporary relief of symptoms ☐ Eliminate root or cause of problem (if possible) ☐ Reduce or eliminate habits that cause or exacerbate the condition ☐ Maintenance care (periodic tune-up to maintain good health) ☐ Other （　　　　　　　　　　　　　　　　　　　　）
この主訴の診断を受けたことがありますか？　あれば、それは何ですか？ [　はい　/　いいえ　] 　↳（　　　　　　　　　　　　　　　　　）	Have you been given a diagnosis for this problem? If so, what? [　Yes　/　No　] 　↳（　　　　　　　　　　　　　　　　　）
現在別の場所でこの症状の治療を受けていますか？ [　はい　/　いいえ　]	Are you being treated for this condition by anyone else? [　Yes　/　No　]
あればどこですか？	If yes, where?
診断は何でしたか？	What was the diagnosis?
どのような治療ですか？	What kind of treatment?
その治療で症状は改善しましたか？（当てはまるものに○してください） [　はい　/　少し　/　あまり　/　全くない　]	Have these treatments helped? (please circle) [　Yes　/　Somewhat　/　Not much　/　Not at all　]
他に試された治療は何ですか？（当てはまるものに○してください） [　西洋医学　/　マッサージ 　/　カイロプラクティック　/　漢方・ハーブ療法 　/　ホメオパシー　/　なし 　/　その他（　　　　　　　　　　　　）]	What other types of treatment have you tried? (please circle) [　Conventional medicine　/　Massage 　/　Chiropractic　/　Herbal medicine 　/　Homeopathy　/　None 　/　Other（　　　　　　　　　　　　）]

痛みに関して　Pain	
どのような痛みですか？（選択肢を挙げる場合はP.117〜119の痛みの表現を参考にしてください）：	Hou would you describe your pain?：
痛みはいつ始まりましたか？	When did the pain start?
痛みはどのようにして始まりましたか？（○してください） [　突然　／　徐々に　]	How did the pain start? (please circle) [　Suddenly　／　Gradually　]
痛みが一番ひどいのはいつですか？	When is the pain at its worst?
痛みが一番おさまっているのはいつですか？	When is the pain at its least severe?
今痛みは [　よくなっている　／　悪くなっている　／　同じ　]	Is the pain getting [　better　／　worse　／　the same　]?
痛みの原因は何だと思いますか？	What do you think is causing the pain?
痛みは他の場所へ波及しますか？　「はい」の場合、どこへ？ [　はい　／　いいえ　] └ (＿＿＿＿＿＿＿＿＿＿＿＿＿＿＿)	Does the pain radiate? If yes, to where? [　Yes　／　No　] └ (＿＿＿＿＿＿＿＿＿＿＿＿＿＿＿)
痛みはどのくらい続きますか？	How long does the pain usually last?
痛みはどのくらいの頻度で起きますか？ （当てはまるものに○してください） [　常に　／　だいたいいつも　／　たびたび ／　ときどき　／　まれに　／（＿＿）回／1ヵ月　]	How often do you have the pain? 　(please circle) [　Always　／　Usually　／　Often ／　Sometimes　／　Rarely　/（＿＿）times／month]
痛みが一番ひどい時間帯は何時頃ですか	What time of day is the pain at its worst?
痛みで夜起きることはありますか？ [　はい　／　いいえ　]	Does the pain awaken you at night? [　Yes　／　No　]

何が痛みを和らげますか？（当てはまるものに○してください） [冷やす ／ 温める ／ 圧迫 ／ 運動 ／ 休む ／ マッサージ ／ 潤す ／ 処方箋薬 ／ OTC薬 ／ 湿布 ／ なし ／ その他（＿＿＿＿＿＿＿＿＿＿＿＿＿＿）]	What alleviates the pain? (please circle) [Cold / Heat / Pressure / Exercise / Rest / Massage / Moisture / Medications / Over-the-counter drugs / Plaster / Nothing / Other (＿＿＿＿＿＿＿＿＿＿＿＿＿)]
何が痛みを悪化させますか？（当てはまるものに○してください） [冷やす ／ 温める ／ 圧迫 ／ 運動 ／ マッサージ ／ ストレス ／ 疲労 ／ なし ／ その他]	What aggravates the pain? (Please circle) [Cold / Heat / Pressure / Exercise / massage / Stress / Fatigue / Nothing / Other]
他に出る徴候や症状などはありますか？ [はい ／ いいえ] ↳（＿＿＿＿＿＿＿＿＿＿＿＿＿＿＿）	Do you have any other signs or symptoms? [Yes / No] ↳（＿＿＿＿＿＿＿＿＿＿＿＿＿）
この痛みのために受けた他の治療は何ですか？	What other treatments have you tried?
痛みの程度は0〜10のスケールでどのくらいですか？ （スケールに○してください） 0　　2　　4　　6　　8　　10 痛みなし　　　中程度　　　最悪	How would you rate the pain on a scale of 0 to 10? (please circle) 0　　2　　4　　6　　8　　10 no pain　　　moderate　　　worst

体質・生活に関する質問　Questions Regarding Lifestyle and Constitution	
以下のどれかを日常の習慣としていますか？（○してください）また、頻度はどれくらいですか？ [運動 ／ 飲酒 ／ 喫煙 ／ カフェイン（コーヒー、紅茶、お茶、コーラ、 　　　　　栄養ドリンク）] 頻度（＿＿＿＿＿＿＿＿＿＿＿＿＿＿＿）	Do you partake in any of the following regularly? (please circle) How much? [Exercise / Alcohol / Tabacco / Caffeine (coffee, tea, cola, energy drinks)] How much (＿＿＿＿＿＿＿＿＿＿＿)
1日にどのくらい水を飲みますか？ （＿＿＿ℓ／1日）※	How much water do you drink a day? （＿＿＿ liters/day）※
お酒は飲みますか？　飲む場合は1週間にどのくらい飲みますか？ [はい ／ いいえ] ↳（＿＿＿＿＿＿＿＿を ＿＿杯／＿＿日）	Do you drink alcohol? If yes, how much alcohol do you drink? [Yes / No] ↳（ ＿＿ glasses of ＿＿＿＿＿＿＿ 　 in ＿＿days）

※国によってはℓ（リットル）よりも、OZ（オンス）やCUPのほうが分かりやすい場合があります。"liter"を適宜変えて使用してください。

今までにお酒や薬物依存の問題がありましたか？ [はい ／ いいえ]	Have you ever had problems with drug or alcohol dependency? [Yes ／ No]
制限のある食物を記載してください（自らの選択、宗教上、健康上などの理由で）	Please list any dietary restrictions (by choice or for religious or medical reasons).
生活で心身にストレスになっているものは何ですか？ 　（例：化学物質、身体的、心理的など）	What kinds of stress do you have in your life? 　(ex: chemical, physical, psychological, etc.)
日々の生活でストレスはどの程度ありますか？ （当てはまるものに○してください） [なし ／ 低 ／ 中 ／ 高]	How would you rate your overall stress level? (please circle) [None ／ Low ／ Moderate ／ High]
最近、ご自身の環境が変わりましたか？ 　（例：転職、引越、家族関係など） [はい ／ いいえ] 　↳（＿＿＿＿＿＿＿＿＿＿＿＿＿）	Has your environment changed recently? (ex: job change, housing relocation, family issues, etc.) [Yes ／ No] 　↳（＿＿＿＿＿＿＿＿＿＿＿＿＿）
他に付け加えたいことはありますか？	Is there anything else you wish to add?

●該当する症状にチェック（✔）してください。
●Please put a check mark（✔）by the conditions / illnesses you currently have.
※付録では主に症状を掲載していますが、疾患名に関しては第4章を参照してください。

全身の症状	General Symptoms
寒がり	Often cold / Sensitive to cold
暑がり	Often hot / Sensitive to heat
手足の冷え	Cold hands and feet
暑い・寒いを繰り返す	Alternating hot and cold
ホットフラッシュ	Hot flashes
午後になると熱っぽくなる	Feverish in the afternoon
寒気がする	Chills
気候や気圧の変動に過敏	Sensitive to weather or barometric changes
苦手な気候がある ↳ある場合、当てはまるものに○してください [寒さ / 暑さ / 湿気 / 風 / 乾燥]	Certain weather bothers you. ↳ If yes, please circle [Cold / Hot / Damp / Windy / Dry]
手足・胸部の熱感（五心煩熱）	Heat sensations in hands, feet, or chest
内出血や出血しやすい	Bruise / Bleed easily
特定の食物が無性に食べたくなる(食物：_____)	Food cravings(Food：_____)
突然の体重減少 （_____ヵ月 / _____kg）	Sudden weight loss （_____ kg in _____ months）
突然の体重増加 （_____ヵ月 / _____kg）	Sudden weight gain （_____ kg in _____ months）
疲労感	Fatigue
疲れやすい	Easily tired
突然の脱力感	Sudden loss of energy
体力がない	Lack of stamina
むくみ （場所：_____）	Edema （Where?_____）
元気度 （当てはまるものに○してください） [低い / 疲労困憊 / 変動する / 過多 / 十分ある / 普通]	Energy level (please circle) [Low / Fatigued / Up and down / Hyperactive / Abundant / Normal]
頭痛	Headaches
偏頭痛	Migraines

✓	風邪をひきやすい・よくひく	Catch colds frequently
✓	全体的に身体が重く感じる	General feeling of heaviness
✓	脳貧血	Light-headedness
✓	鉄欠乏性貧血	Iron-deficiency anemia
✓	振戦	Tremors
	皮膚・髪	**Skin / Hair**
✓	乾燥肌	Dry skin
✓	脂性肌	Oily skin
✓	皮膚のかゆみ	Itchy skin
✓	脆弱爪	Brittle nails
✓	フケ	Dandruff
✓	円形脱毛症	Alopecia areata (spot baldness)
✓	脱毛	Hair Loss
✓	最近できたほくろ	Recent moles
	鼻・呼吸器	**Nose / Respiratory**
✓	後鼻漏	Post nasal drip
✓	鼻腔の乾燥	Dry nose
✓	花粉症	Hay fever / Pollen allergy
✓	アレルギー性鼻炎	Allergic rhinitis
✓	鼻水	Runny nose
✓	鼻づまり	Stuffy nose
✓	鼻閉	Sinus congestion
✓	鼻炎	Sinus infection
✓	鼻腔の腫れ	Swollen sinuses
✓	副鼻洞性頭痛	Sinus headache
✓	いびき	Snoring
✓	嗅覚喪失	Loss of smell
✓	繰り返す鼻血	Frequent nose bleeds
✓	慢性の咳	Chronic cough
✓	胸部絞扼感	Chest tightness
✓	呼吸しにくい（吸気／呼気）	Difficulty breathing (inhaling / exhaling)

深呼吸に伴う痛み	Pain when inhaling deeply
横になると呼吸しにくい	Difficulty breathing when lying down
息切れ	Shortness of breath
喘息	Asthma
喘鳴	Wheezing
空咳	Dry cough
痰を伴う咳	Wet cough
痰が出る（○してください） [多量の / 水っぽい / 粘っこい / 緑色の / 黄色の]	Phlegm（please circle） [Profuse / Watery / Thick / Green / Yellow]
喀血	Coughing blood
睡眠時無呼吸症候群	Sleep apnea
顔面の痛み	Facial pain
その他の肺や呼吸の問題	Other lung or breathing problems
口・喉	Mouth / Throat
口に [苦い / 甘い / 酸っぱい] 味がする	[Bitter / Sweet / Sour] taste in mouth
味覚喪失	Loss of taste
繰り返す口内炎	Recurrent canker sores
歯痛	Toothaches
歯茎出血	Bleeding gums
歯ぎしり / くいしばり	Tooth grinding / Jaw clenching
顎関節の問題（当てはまるものに○してください） [顎の痛み / 口の開閉困難 / 音がする]	Jaw problems（plese circle） [Jaw pain / Lockjaw / Jaw clicks]
口臭	Bad breath / halitosis
嗄声 / かすれ声	Hoarseness
ドライマウス	Dry mouth
喉に何か詰まった感覚	Sensation of something stuck in the throat
喉に腫れ物がある感覚	Feeling of a lump in the throat
よく喉が渇く	Frequent thirst
喉は渇かないがよく水分を摂る	No thirst, but drink fluids anyway
喉は渇くが水分は摂りたくない	Thirst but little desire to drink

✓	喉の痛み	Sore throat
✓	繰り返す喉の痛み	Recurrent sore throat
✓	飲み込みにくい	Trouble swallowing
✓	舌の痛み	Sore tongue
	眼・視力	**Eyes / Vision**
✓	メガネ / コンタクトレンズ	Glasses / Contacts lenses
✓	視力喪失	Loss of vision
✓	視力低下	Poor vision
✓	ドライアイ	Dry eyes
✓	涙目	Excessive tears / Watery eyes
✓	目やに	Eye mucus
✓	眼のかゆみ	Itchy eyes
✓	眼の痛み	Eye pain
✓	眼精疲労	Eye strain
✓	かすみ眼	Blurry vision
✓	鳥目	Night blindness
✓	赤目	Red eyes / Bloodshot eyes
✓	眼瞼下垂	Drooping eyelid
	耳・聴力	**Ears / Hearing**
✓	突発性難聴	Sudden hearing loss
✓	耳鳴り（○してください） [高音 / 低音]	Ringing in ears / Tinnitus（please circle） [High / Low pitched]
✓	耳の詰まり感	Clogged ears
✓	耳の痛み	Ear pain / Earaches
✓	耳漏 / 耳だれ	Discharge from ear
✓	めまい	Vertigo / Dizziness
	汗	**Perspiration**
✓	汗かき / 汗をかきやすい	Sweat easily
✓	大量の汗をかく	Profuse sweating
✓	頻繁に汗をかく	Frequent sweating
✓	手のひらに汗をかく	Sweaty palms

✓	足に汗をかく	Sweaty feet
✓	寝汗をかく / 盗汗	Night sweats
✓	汗をかきにくい	Infrequent sweating
✓	全く汗をかかない	Absence of sweating
	循環器系	**Cardiovascular**
✓	高血圧	High blood pressure / Hypertension
✓	低血圧	Low blood pressure / Hypotension
✓	呼吸しにくい	Difficulty breathing
✓	動悸	Palpitaions / Rapid heart beat
✓	息切れ	Shortness of breath
✓	胸痛	Chest pain
✓	不整脈	Irregular heart beat / Irregular pulse
✓	気絶することがある	Fainting
✓	足のむくみ	Swelling of feet or legs
✓	手のむくみ	Swelling of hands
✓	血栓 / 血餅 / 血液凝固	Blood clots
✓	静脈瘤	Varicose veins（太い） / Spider veins（細い）
	排尿・泌尿器系	**Urination / Urinary System**
✓	頻尿	Frequent urination
✓	夜間頻尿 / 睡眠中 2 回以上起きて排尿する	Nocturia / Wake up more than once to urinate
✓	突然の尿意	Urgent urination / Urge incontinence
	排尿の回数（_____回 / 1 日）	Freuquency of urination (_____ times / day)
	夜間の排尿の回数（_____回 / 一晩）	Urination at night (_____ times/ night)
✓	排尿痛	Painful urination
	尿の質（当てはまるものに○してください） [透明 / 琥珀色 / 白濁 / 濃い / 悪臭 / 血尿]	Quality of urine (please circle) [Light or clear / Amber / Cloudy / Dark / Foul smell / Bloody]
✓	排尿開始に時間を要する	Difficulty initiating urination
✓	尿漏れ / 尿滴下	Dribbling
✓	尿失禁	Incontinence
✓	力まないと排尿しない	Need to strain to urinate

付録

問診票に使える質問項目一覧

排尿後の違和感	Uncomfortable senation after urination
膀胱炎 / 腎盂炎の既往がある	History of bladder or kidney infection
過活動膀胱	Overreactive bladder
繰り返す膀胱炎	Recurrent cystitis / bladder infection
食生活	Diet
普段の平均的な食生活を記入してください 朝食： 昼食： 夕食： 間食：	Please describe your average daily diet. Breakfast： Lunch： Dinner： Snacks：
制限のある食物がある（自らの選択、宗教上、健康上などの理由で） ↳ある場合、その食物を記載してください (＿＿＿＿＿＿＿＿＿＿＿＿＿)	Dietary restrictions (by choice or for religious or medical reasons) ↳ Please list (＿＿＿＿＿＿＿＿＿＿＿＿＿)
無性に食べたくなる食物がある ↳ある場合、その食物を記載してください (＿＿＿＿＿＿＿＿＿＿＿＿＿)	Food cravings ↳ Please list (＿＿＿＿＿＿＿＿＿＿＿＿＿)
味の好み（○してください） [辛い / 塩辛い / 脂っこい / 甘い / 酸っぱい / 苦い / 特になし]	Taste preference (please circle) [Spicy / Salty / Fatty / Sweet / Sour / Bitter / None]
ベジタリアン / ビーガン	Vegetarian / Vegan
現在ダイエット中である	Currently dieting to lose weight
低炭水化物ダイエット中	Currently on low-carbohydrate diet
消穀善飢	Frequent hungrer

食欲がない	Poor appetite
食欲があり過ぎる	Strong appetite
お腹がすくが、食べたくない	Hungry but no desire to eat
飲み物の好みの温度（○してください） [冷たい ／ 熱い ／ 常温 ／ 特になし]	Preferred drink temperature (please circle) [Cold ／ Hot ／ Room temperature ／ None]
上部消化管	Upper Digestive Tract
胸焼け	Heartburn
呑酸 ／ 胃食道逆流症	Acid reflux ／ Sour or bitter taste in the mouth
吐き気	Nausea / Queasy stomach
頻繁に嘔吐する	Frequent vomiting
ガスがたまる ／ おならが出る	Gas / Flatulence
げっぷが出る	Belching
胃の痛み	Stomach pain
消化不良	Indigestion
腹部膨満感	Bloating / Abdominal distention
食後の疲労感	Tired after eating
逆流性食道炎	GERD (Gastroesophageal reflux disease) / Reflux esophagitis
便通	Bowel Movements
腹痛 （当てはまる痛みに✔ してください） ☐ 食後１～２時間後に起こる ☐ 揚げ物などの脂っこいものを食べた後に起こる ☐ 薬で楽になる ☐ 排便後楽になる ☐ 食欲を減退させる ☐ その他 （＿＿＿＿＿＿＿＿＿＿＿＿）	Abdominal pain or cramps (please check) ☐ occur within 1-2 hours after eating ☐ occur after eating fried or greasy food ☐ go away if you take medicine ☐ go away after a bowel movement ☐ reduce your appetite ☐ other （＿＿＿＿＿＿＿＿＿＿＿＿）
便秘	Constipation
下痢	Diarrhea
便秘と下痢を交互に繰り返す	Diarrhea alternating with constipation
過敏性腸症候群	Irritable bowel syndrome (IBS)

付録

問診票に使える質問項目一覧

便の質（当てはまるものに○してください） [正常 ／ 軟らかい ／ 水っぽい ／ 出切らない ／ 硬い ／ 乾いている ／ 細い ／ 臭いが強い ／ 粘液が混じる ／ 未消化の食物が混じる ／ 血が混じる]	Stool type (please circle) [Normal ／ Loose ／ Watery ／ Incomplete ／ Hard ／ Dry ／ Thin ／ Strong smell ／ Contains mucus ／ Contains undigested food ／ Contains blood]
便の色（当てはまるものに○してください） [茶 ／ 黒 ／ 黄 ／ 赤]	Stool color (Please circle) [Brown ／ Black ／ Yellow ／ Red]
便の回数 (_____回 ／ _____日)	Number of bowel movements (_____ times ／ _____ day(s))
痔	Hemorrhoids
肛門の痛み	Rectal pain
月経	Menstruation
初潮の年齢 (_____歳)	Age of first period (age: _____)
最後の月経の日 (_____年_____月_____日)	Date of last period (DD/MM/YY) (_____ ／ _____ ／ _____)
通常の出血のある日数 (_____日)	Typical period length (days of bleeding) (_____ days)
通常の月経周期（周期の1日目から次の月経の始まる前日まで） (_____日)	Typical length of cycle (from the 1st day of one cycle to the day before the next period begins) (_____ days)
月経不順	Irregular period ／ cycle
経血の色（当てはまるものに○してください） [薄い赤 ／ 濃い赤 ／ 鮮紅 ／ 紫がかった色]	Color of flow (please circle) [Pale red ／ Dark red ／ Bright red ／ Purplish]
経血の量（当てはまるものに○してください） [とても少ない ／ 少ない ／ 普通 ／ 多い ／ とても多い]	Amount of menstrual blood (please circle) [Very light ／ Light ／ Normal ／ Heavy ／ Very heavy]
経血の質（当てはまるものに○してください） [サラサラ ／ 普通 ／ ネバネバ ／ 塊がある]	Quality of flow (please circle) [Thin ／ Normal ／ Thick ／ Contains clots]
月経中の痛み ↪ある場合、当てはまるものに○してください [鈍い痛み ／ するどく刺すような痛み ／ 重く引き下げられるような感覚]	Pain during your periods ↪ If yes, please circle [Dull pain ／ Sharp and stabbing pain ／ Bearing down sensation]

月経前症候群（PMS） （当てはまる症状に○してください） [腹痛 / 胸の張りまたは痛み / 吐気 / 嘔吐 / むくみ / 頭痛 / 偏頭痛 / うつ / イライラ / 不安 / 怒り / 悲しみ / 涙もろい / 乳首からの分泌物 / その他（＿＿＿＿＿＿＿＿＿＿＿）］	Physical or emotional premenstrual symptoms（PMS） (please circle) [Cramps / Breast swelling or tenderness / Nausea / Vomiting / Water retention / Headaches / Migraines / Depression / Irritability / Anxiety / Anger / Sadness / Crying / Nipple discharge / Other（＿＿＿＿＿＿＿＿＿＿）］
気になるおりもの	Worrisome vaginal discharge
不正出血	Bleeding between cycles
更年期症状（当てはまるものに○してください） [突然のほてり・のぼせ / 多汗 / 月経不順・不正出血 / 疲労倦怠感 / 不眠 / 物忘れ / めまい / 体重増加 / こり / 皮膚のかゆみ / イライラ / 落ち込み・うつ / その他]	Menopausal symptoms（plese circle） [Hot flashes / Excessive sweating / Irregular periods / Fatigue / Sleep disorders / Memory lapse / Dizziness / Weight gain / Muscle tention / Itchy skin / Irritability / Depression / Other]
妊娠に関して	Pregnancy
現在妊娠していますか？（当てはまるものに○してください） [はい / いいえ / 希望している / 可能性あり]	Are you pregnant?（please circle.） [Yes / No / Trying / Maybe]
↳はいの場合、何ヵ月目ですか？（＿＿ヵ月）	↳ If yes, how far along are you? （＿＿＿months）
↳予定日はいつですか？（＿＿月＿＿日）	↳ When is the due date?（MM/DD）
回数を記入してください。 [妊娠＿＿＿ / 出産＿＿＿ / 早産＿＿＿ / 中絶＿＿＿ / 流産＿＿＿]	Number of: [Pregnancies ＿＿＿ / Births ＿＿＿ / Premature births ＿＿＿ /Abortions ＿＿＿ / Miscarriages ＿＿＿]
これまで帝王切開を受けましたか？ （＿＿＿回）	Have you ever had a cesarean section? （＿＿＿ times）
妊娠中、合併症にかかりましたか？ ↳ある場合、詳しく：	Did you experience any complications during pregnancy? ↳ If yes, what?
不妊症（＿＿＿年＿＿＿か月）	Infertility（＿＿＿ year(s)＿＿＿ months）

生殖器系　男性	Male fertility
陰嚢痛	Testicular pain
不妊	Infertility
夢精	Nocturnal emissions
性欲減退	Low libido
ED	Impotence / ED
性機能障害	Sexual dysfunction
睡眠	Sleep
朝起きたとき、よく休めた感じがしますか？	Do you feel rested when you wake up?
不眠症	Insomnia
睡眠不足	Not enough sleep
時差ぼけ	Jet lag
寝つきが悪い	Difficulty falling asleep
眠りが浅く、すぐ目が覚める	Light sleeper / Awakened easily
朝なかなか起きられない	Difficulty waking
朝早く目が覚めてしまう	Early morning waking
多夢	Dream-disturbed sleep
痛みで目が覚める	Awakened by pain
睡眠中の歯ぎしり	teeth grinding
突然目が覚める	Sudden awakening
悪夢を見る	Nightmares
盗汗	Night sweats
落ち着かない	Restlessness
日中の眠気	Daytime sleepiness
一晩の睡眠時間 （_____時間）	Number of hours of sleep per night (_____ hours)
睡眠時無呼吸症候群	Sleep apnea
むずむず脚症候群	Restless leg syndrome
頭痛	Headaches
筋緊張性頭痛	Tension headaches
偏頭痛	Migraines
視覚障害やめまいを伴う	Cause vision problems and/or dizziness

光・音・匂いに敏感になる	Have sensitivity to light, sound and / or smell
吐き気・嘔吐を伴う	Accompanied by nausea / vomiting
突然激しく痛み出す	Severe and comes on suddenly
夜、頭痛で目が覚める	Awaken you at night
頭にバンドを巻かれたような痛み	Pain feels like a tight band
頭重	Head feels heavy
どこか痛くなりますか？（当てはまるものに○してください） [側頭部 / 後頭部 / 前頭部 / 頭頂部 / 副鼻腔の周辺 / 眼の周辺]	Whrere do they occur? （Please circle） [on the side / on the back / in the front / on top / around the sinuses / around the eyes]
薬で軽減しますか？	Does medication relieve the pain?
筋骨格系 / 整形外科	Musculoskeletal / Orthopedic
急性腰痛 / ぎっくり腰	Acute low back pain
（慢性）腰痛	(Chronic) Backache / Low back pain / Lower back pain
五十肩	Frozen shoulder
肩こり（頚に近い / 背中に近い / 肩関節に近い）	Stiff [neck / back / shoulder]
頚の筋違え / 寝違え	Neck strain
ムチウチ症	Whiplash
筋肉痛	Muscle soreness
筋肉の痙攣 / 引きつり	Muscle cramps / Spasms
こむら返り	Leg cramps
筋肉の痛み	Muscle pain
関節痛	Joint pain
関節の腫れ	Joint swelling
骨の痛み	Bone pain
動き（可動域）の制限	Limited range of motion
繰り返す捻挫	Repeated sprains
膝くずれ / 膝がロックする / 膝がポキっという	Knee buckling / Knee Locking / Knee Popping
膝に水が溜まる	Fluid build-up in the knee
手足に力が入らない	Weakness of the arms and legs

✓	関節穿刺（水を抜く）処置を受けた	Treated with fluid drainage
✓	（手術で入れた）ピン ／ プレート ／ インプラント	(Surgical) Pin / Plate / Implant
	神経系	**Neurological**
✓	てんかん	Epilepsy
✓	（てんかんなどの）発作	Seizure
✓	めまい	Dizziness ／ Vertigo
✓	身体のバランスが取れない	Loss of balance
✓	協調運動障害	Lack of coordination
✓	皮膚感覚がない部位がある	Areas of numbness
✓	記憶力低下 ／ 物忘れ	Memory lapse
✓	振戦	Tremors
✓	麻痺	Paralysis
✓	顔面の痛み	Facial pain
	感情について・精神科系	**Emotions / Neuropsychological**
	どの感情や精神的状態に陥りやすいですか？ （当てはまるものに○してください） ［ 悲しみ ／ 敏感・傷つきやすい ／ 心配 ／ 不安 ／ 幸福感 ／ 過剰に興奮 ／ 怒り ／ 恐れ ／ イライラ ／ 気分の変動が激しい ／ 突然カッとなる ／ 集中力が散漫 ／ 神経質 ／ 精神的緊張 ］	Which emotional or mental state(s) do you have a tendency toward? (please circle) ［ Sadness ／ Overensitivity ／ Worry ／ Anxiety ／ Happiness ／ Overly excited ／ Anger ／ Fear ／ Irritability ／ Mood swings ／ Bad temper ／ Difficulty concentrating ／ Nervousness ／ Mental tension ］
✓	疲労感	Fatigue
✓	ストレス	Stress
✓	心身症	Psychosomatic disorders
✓	睡眠障害	Sleep disorders
✓	動悸	Chest palpitations
✓	眠気	Drowsiness
✓	緊張しがちでリラックスできない	Feel tense and have trouble relaxing
✓	決断力の低下	Difficulty making decisions
✓	日常の活動への興味の低下	Less interest in normal activities
✓	季節性情動障害	Seasonal affective disorder
✓	自殺を考えたり、自殺を図ったことがありますか？	Have you ever considered or attempted suicide?

その他の精神科疾患がありますか？ ［疾患名：＿＿＿＿＿＿＿＿＿＿＿＿＿＿＿＿＿＿］	Any other psychiatric or mental issues? ［What：＿＿＿＿＿＿＿＿＿＿＿＿＿＿＿＿］

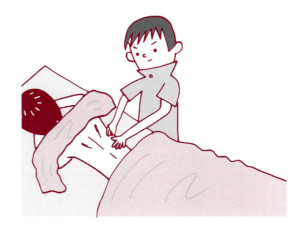

索引

索引

187

索引

X

Y

Z

あ

い

索引

著：ワイマン・ゴードン

1972 年、イギリス生まれ。ともに柔道家であったイギリス人の父と日本人の母を持ち、両親から柔道と指圧を学ぶ。1997 年、25 歳で来日。その後、日本語検定 1 級を取得。さらに、日本鍼灸理療専門学校に入学し、鍼灸あん摩マッサージ指圧師免許を取得。卒業後、エドワード鍼灸院（院長エドワード・オベイディ氏）で研鑽を積みながら、2009 年、群馬県高崎市においてゴードン鍼灸院を開業。2011 年 1 月から 2013 年 6 月の 2 年半にわたり、「月刊医道の日本」誌にて「鍼灸師のための英会話講座」を連載。

著：大饗 里香

1971 年、東京都生まれ。高校から単身アメリカへ留学し、大学・大学院を卒業後、就職。計 13 年間在米する。帰国後、東京医療専門学校に入学、2009 年、鍼灸師・あん摩マッサージ指圧師免許を取得。2011 年、東京医療専門学校鍼灸マッサージ教員養成科卒業。2013 年 、アメリカ鍼灸国家試験に相当する NCCAOM 試験に合格。2014 年、東京で鍼灸マッサージ治療院を開業。東京医療専門学校鍼灸マッサージ教員養成科講師、鍼灸関連翻訳・通訳を務める。共著書に『Saplings － On the Path to Mastery in Acupuncture and Herbal Medicine』（Carl Stimson 他共著）。

カバー・本文デザイン：朝日メディアインターナショナル株式会社　渡邊美星子
イラスト：さとうまいか　坂根潤
編集協力：カール・スティムソン

鍼灸マッサージ師のための英会話ハンドブック

2017 年 10 月 30 日　初版第 1 刷発行
2024 年 4 月 15 日　初版第 4 刷発行

著者　　ワイマン・ゴードン　大饗里香
発行者　戸部慎一郎
発行所　株式会社 医道の日本社
　　　　〒237-0068　神奈川県横須賀市追浜本町 1-105
　　　　電話 046-865-2161　　FAX 046-865-2707

©Wyman Gordon　Rika Oai

印刷：ベクトル印刷株式会社
ISBN978-4-7529-9031-4　C3047

本書の内容、イラスト、写真の無断使用、複製（コピー・スキャン・デジタル化）、転載を禁じます。